常用补益食物全图解

韩磊 双福 主编

农村读物出版社

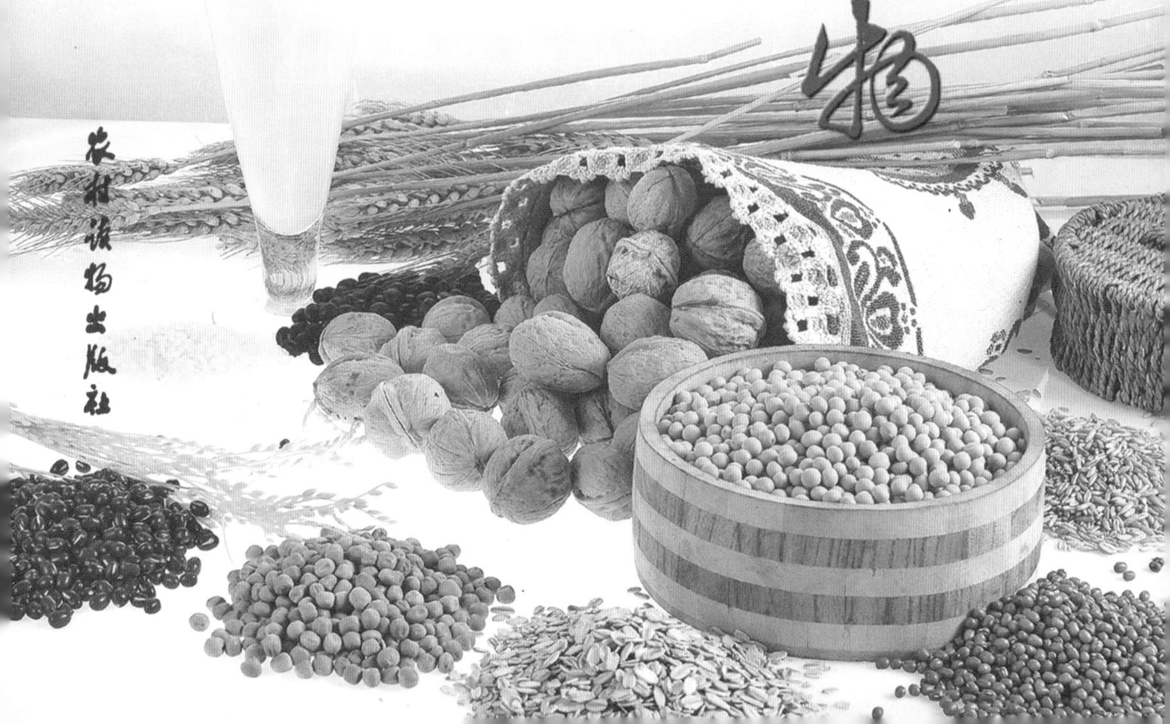

图书在版编目（CIP）数据

常用补益食物全图解 / 韩磊，双福主编. -- 北京 ：
农村读物出版社，2012.7

ISBN 978-7-5048-5581-7

Ⅰ. ①常… Ⅱ. ①韩… ②双… Ⅲ. ①食品营养一图
解 Ⅳ. ①R151.3-64

中国版本图书馆CIP数据核字(2012)第095165号

主　　编	韩　磊　双　福
监　　制	周学武
编　　著	周学武　孙　鹏　王雪蕾　侯熙良　常方喜　彭　利　贾全勇　梅妍娜　孙　燕　徐正全　李青青　郑希凤　张彩慧　闫士稳　李华华　种雅春　安伯旻　张鹏程　张红胜　王　敏　王　芸　刘少博
工作人员	石青华　于善瑞　仉　鑫　孙　嫣　胡玉英　孙建慧　刘嘉华　申永芬
统　　筹	双福 SF 文化·出品 www.shuangfu.cn
摄　　影	
装帧设计	

责任编辑	育向荣
出　　版	农村读物出版社（北京市朝阳区麦子店街18号　100125）
发　　行	新华书店北京发行所
印　　刷	北京三益印刷有限公司
开　　本	710mm X 1000mm　1/16
印　　张	11
字　　数	230千
版　　次	2013年1月第 1 版　2013年1月北京第 1 次印刷
定　　价	29.00元

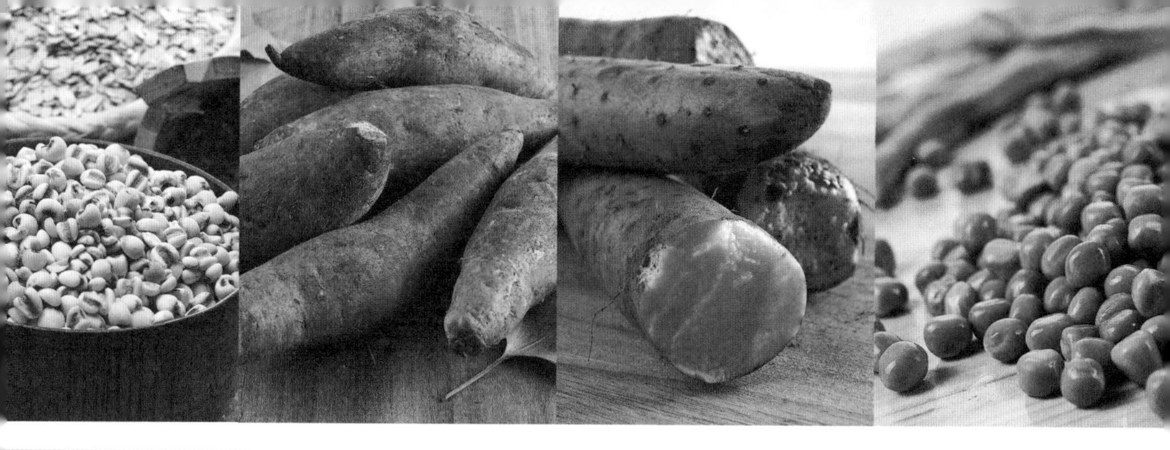

目录 | CONTENTS

第一章　总述

第二章　膳食宝塔底层——谷类、薯类、杂豆类

谷类

薯类

杂豆类

第三章　膳食宝塔第二层——蔬菜和水果

蔬菜

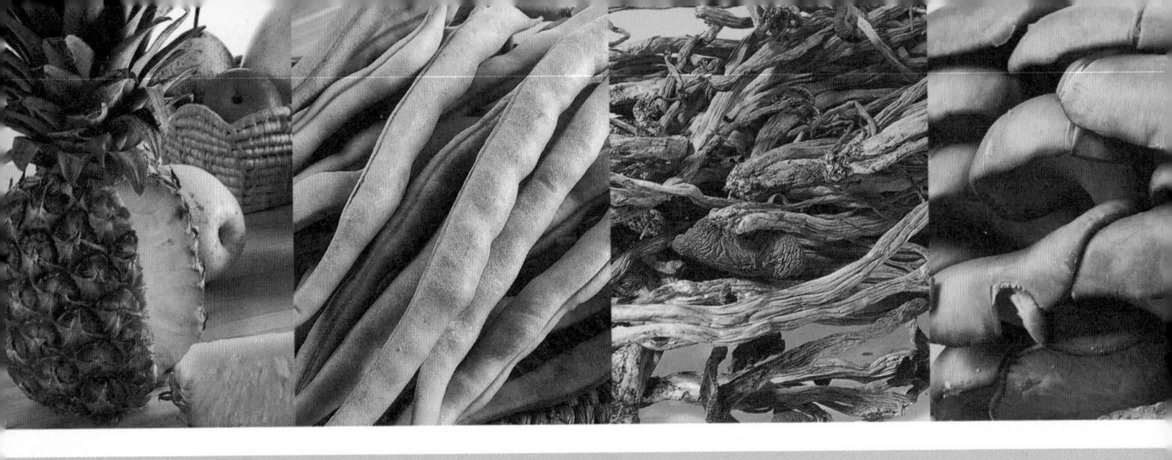

水果

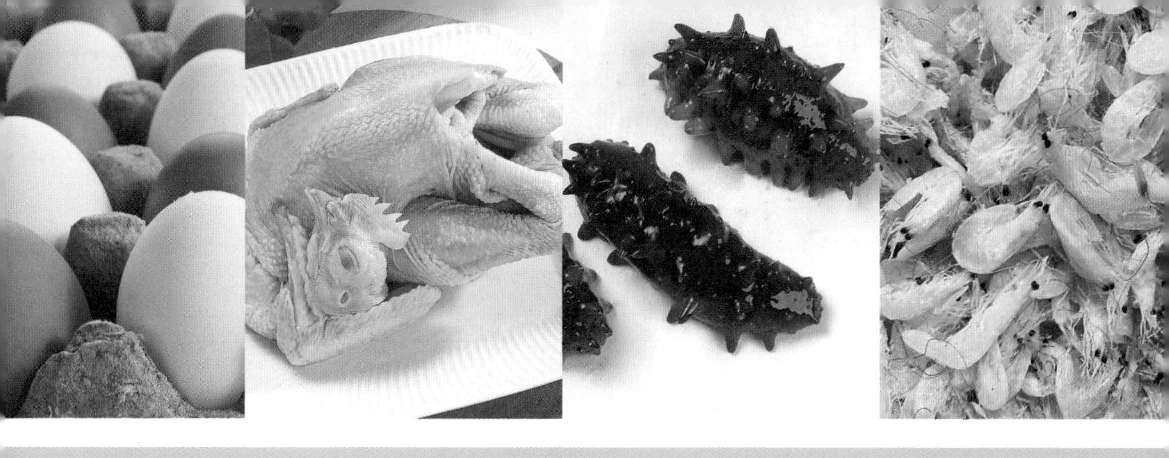

第四章　膳食宝塔第三层——鱼、禽、肉、蛋

鱼虾蟹贝类

禽肉类

畜肉类

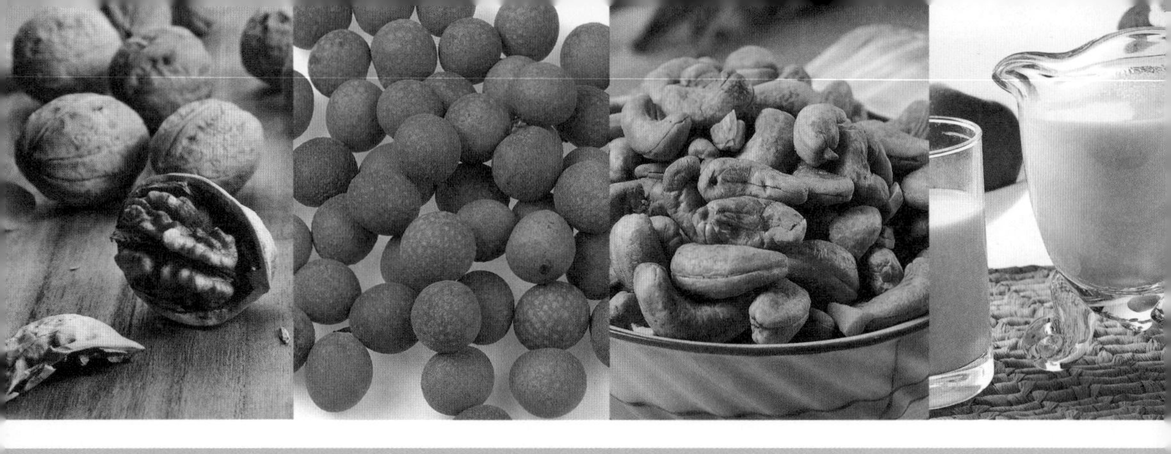

第五章　膳食宝塔第四层——奶类、大豆类和坚果类

第六章　膳食宝塔塔尖——油脂类和盐

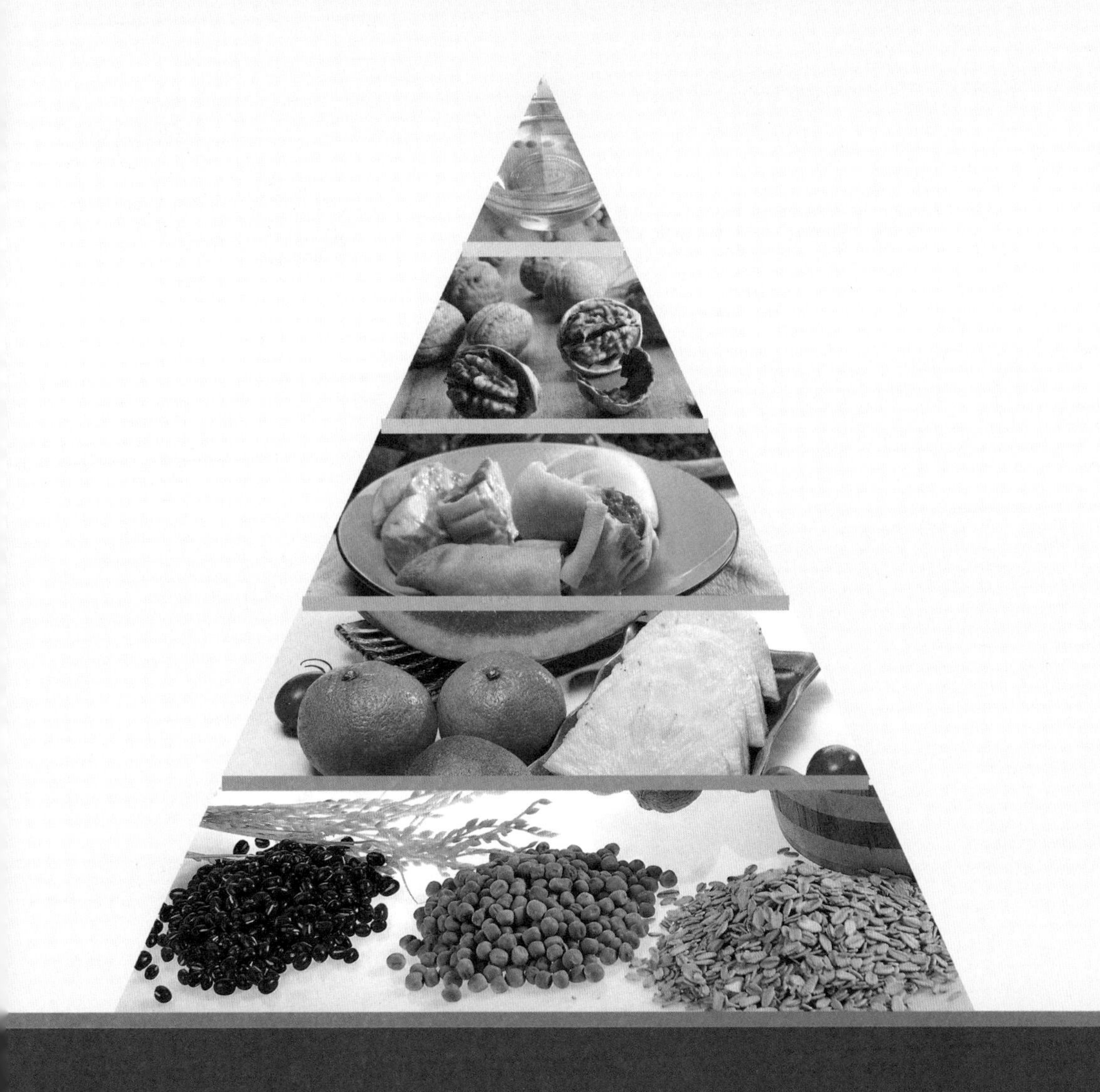

第一章 总述

中国传统膳食结构强调“平衡膳食、辨证用膳”，提倡含不同营养成分食物的互补。在中国传统文化中，“药食同源”理论源远流长，中医历来强调“药补不如食补”，历代流传的食物疗法专著就有300余部之多。

食物是最好的医药

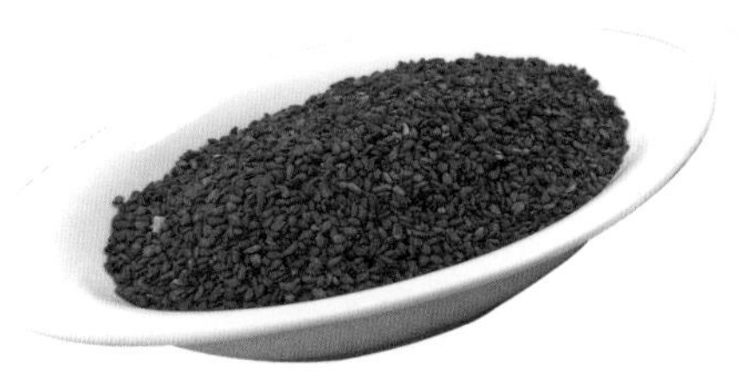

研究表明，人的寿命应该是120～175岁，但很少有人活到如此高龄，且在医学发达、设备先进的条件下，各种疾病不减反增。那么疾病的根源是什么？答案是：“人体垃圾。”“人体垃圾”因为某些原因过量沉积在体内，导致人体慢性中毒，从而引发多种疾病。因而要预防疾病，必须先将“人体垃圾”排出体外，简而言之就是排毒。

每个人体内都有毒素，但有些人依然保持着长久的健康。这就要归功于身体的排毒系统：肝脏、肾、胃肠、淋巴系统和皮肤。正常情况下，它们能有效地分解毒素并将其排出体外，以维持体内环境的相对平衡。一旦毒素超出了排毒系统所能承载的量，身体就会发生疾病。

排毒是人们保持健康的关键，那么

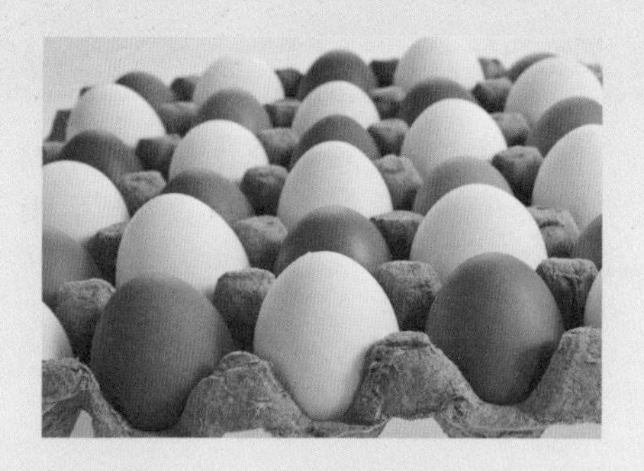

如何排毒呢？在中国传统文化中，“药食同源”理论源远流长，中医历来强调“药补不如食补”，历代流传的食物疗法专著就有300余部之多。战国时扁鹊曾说：“君子有病，期先食以疗之，食疗不愈，然后用药。”唐代孙思邈也指出：“安身之本，必须于食，不知食疗者，不足以全生。”

“药食同源”理论认为，许多的食物同时也是药物，与药物一样能够预防

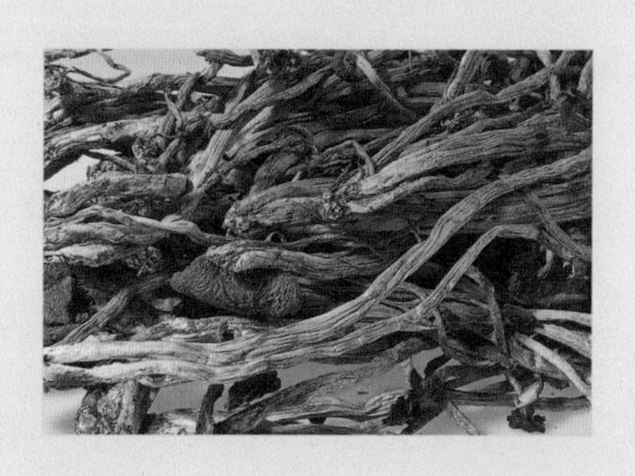

疾病。以食物为药，使用得当，不会产生副作用，而药物排毒则不然，长期使用往往会产生各种副作用及依赖性，还可能影响人体对某些营养物质的吸收，进而影响健康。所以食物是最好的“医药”，要利用食物自然排毒，才能让身体更健康。

吃要讲究科学

（一）食物多样，谷类为主

人类的食物是多种多样的，各种食物所含的营养成分不完全相同。除母乳外，任何一种天然食物都不能提供人体所需的全部营养素。平衡膳食必须由多种食物组成，才能满足人体各种营养需要，达到合理营养、促进健康的目的，因而要提倡人们广泛食用多种食物。

多种食物应包括以下五大类：

第一类为谷类及薯类。谷类包括

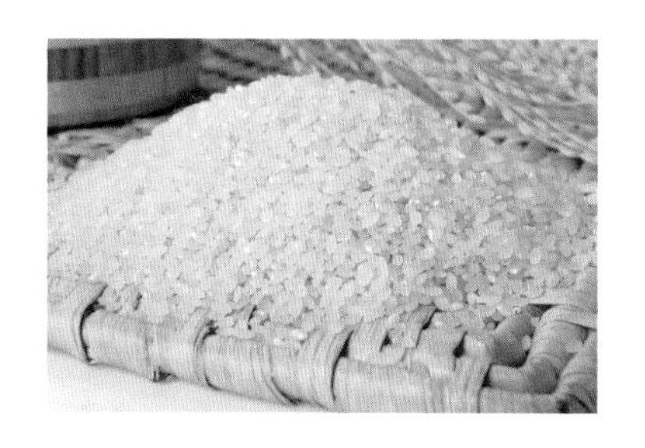

米、面、杂粮等，薯类包括土豆、甘薯、木薯等，主要提供碳水化合物、蛋白质、膳食纤维及B族维生素。

第二类为动物性食物。包括肉、禽、鱼、奶、蛋等，主要提供蛋白质、脂肪、矿物质、维生素A和B族维生素。

第三类为豆类及其制品。包括大豆及其干豆类，主要提供蛋白质、脂肪、膳食纤维、矿物质和B族维生素。

第四类为蔬菜、水果类。包括鲜豆、根茎、叶菜、茄果等，主要提供膳食纤维、矿物质、维生素C和胡萝卜素。

第五类为纯能量食物。包括动植物油脂、淀粉、食用糖和酒类，主要提供能量。植物油还可提供维生素E和必需脂肪酸。

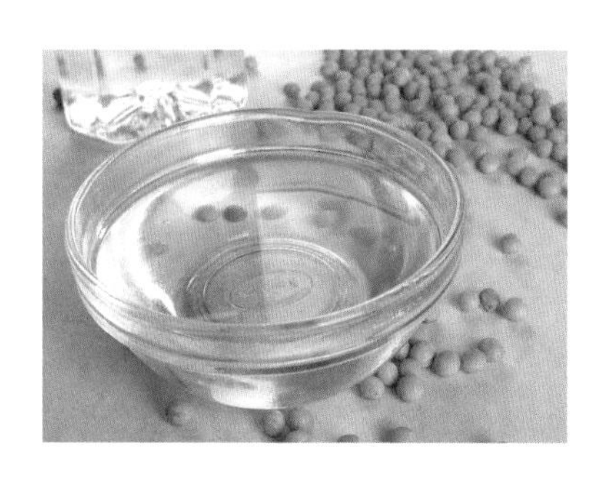

谷类食物是中国传统膳食的主体。随着经济的发展，生活水平的改善，人们倾向于食用更多的动物性食物。这样就容易造成膳食中的能量和脂肪过高，而膳食纤维过低，对一些慢性疾病的预防不利。在坚持谷类为主的同时，要注意粗细搭配，经常吃一些粗粮、杂粮等。稻米、小麦不要碾磨太精，防止营养成分的流失。薯类含有丰富的淀粉、膳食纤维，以及多种维生素和矿物质。应当多吃些薯类，这对保持心血管健康、增强抗病能力、预防某些癌症，起着十分重要的作用。

（二）多吃蔬菜和水果

蔬菜、水果富含维生素、矿物质和膳食纤维。不同品种的蔬菜所含的营养养成分各不相同。红、黄、绿等深色蔬

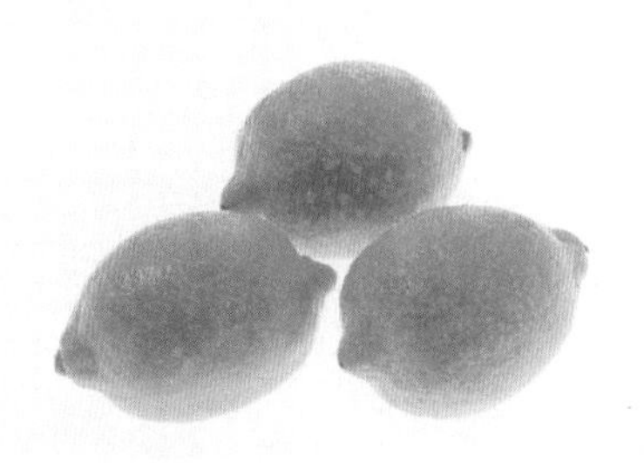

菜中维生素含量超过浅色蔬菜和一般水果，它们是胡萝卜素、维生素B_2、维生素C、叶酸、矿物质、膳食纤维的主要来源，其中不乏一些天然抗氧化物质。

有些水果中维生素及一些微量元素的含量虽不如新鲜蔬菜多，但水果含有的葡萄糖、果糖、柠檬酸、果胶等物质却又比蔬菜丰富。红黄色水果如鲜枣、柑橘等是维生素C和胡萝卜素的丰富来源。

（三）常吃奶类、豆类及豆制品

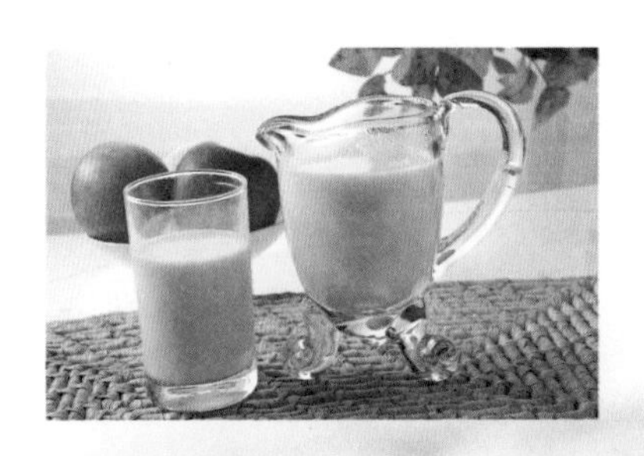

奶类含有丰富的优质蛋白质和维生素，含钙量高，且利用率也高，是天然钙质的极好来源。我国居民膳食提供的钙质普遍偏低，平均只达到推荐供给量的一半左右。应增加奶类的摄入。豆类是我国的传统食品，含大量的优质蛋白、不饱和脂肪酸、钙及维生素B_1、维生素B_2、烟酸等。应多食用豆类特别是大豆及其制品。

（四）经常吃鱼、禽、蛋、瘦肉，少吃肥肉和荤油

鱼、禽、蛋、瘦肉等动物性食物是优质蛋白质、脂溶性维生素和矿物质的良好来源。动物性蛋白质的氨基酸组成更适合人体需要，且赖氨酸含量较高，有利于补充植物蛋白质中赖氨酸的不

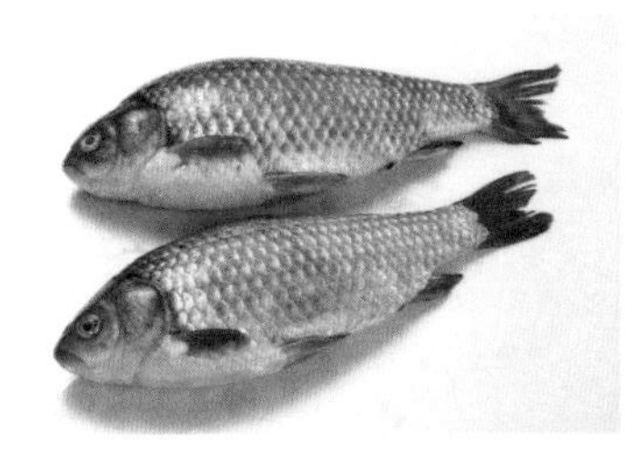

足。肉类中铁的利用较好，鱼类特别是海产鱼所含不饱和脂肪酸丰富。但动物的脑、肾等不宜多食。

肥肉和荤油为高能量和高脂肪食物，不宜多食。我国的猪肉脂肪含量普遍高，应选购、食用猪瘦肉。鸡、兔、牛肉、鱼等动物性食物含蛋白质较高，脂肪较低，产生的能量低于猪肉，应适量多选食这些食物。

（五）食量与体力活动要平衡，保持适度体重

进食量与体力活动是影响体重的两个主要因素。食物提供人体能量，体力活动消耗能量。如果进食量过大而活动量不足，多余的能量就会在体内以脂肪的形式积存即增加体重，久之发胖；相反，若劳动量或运动量过大，则由于能量不足引起消瘦。所以人们需要保持适

量摄入与能量消耗之间的平衡。经常运动会增强心血管和呼吸系统的功能，保持良好的生理状态、提高工作效率、调节食欲、强壮骨骼、预防骨质疏松。三餐分配要合理。一般早、中、晚餐的能量分别占总能量的30%、40%、30%为宜。

（六）吃清淡少盐的膳食

吃清淡膳食有利于健康，既不要太油腻、太咸，也不要过多的动物性食物和油炸、烟熏食物。目前人们的油脂摄入量越来越高，食盐摄入量过多，这样不利于健康。世界卫生组织建议，每人每日食盐用量不超过6克为宜。膳食中钠的来源除食盐外，还包括酱油、咸菜、味精等高钠食品，及含钠的加工食品等。为了健康，应从幼年开始养成吃少盐膳食的习惯。

（七）饮酒应限量

男性每天酒精的摄入量不应超过25克，女性每天酒精的摄入量不应超过15克。白酒除含能量外，不含其他营养素。无节制的饮酒，会使食欲下降，食物摄入量减少，易发生多种营养素缺乏，严重时还会造成酒精性肝硬化。过量饮酒会增加患高血压、中风的危险，并可导致事故及暴力事件的增加，对个人健康和社会安定都是有害的。应严禁酗酒，若饮酒可少量饮用低度酒，青少年则不应饮酒。

（八）吃清洁卫生、不变质的食物

在选购食物时应当选择外观好，没有污染、杂质、变色、变味并符合卫生标准的食物，严把病从口入关。进餐要注意卫生条件，包括进餐环境、餐具和供餐者的健康卫生状况。聚餐包括家庭用餐都要提倡分餐制，减少疾病传染机会。

中国居民平衡膳食宝塔

膳食宝塔结构

膳食宝塔共分五层，包含我们每天应吃的主要食物种类。膳食宝塔各层位置和面积不同，这在一定程度上反映出各类食物在膳食中的地位和应占的比重。

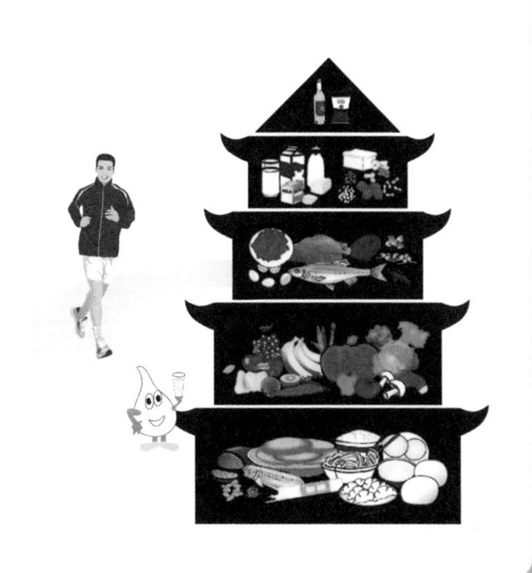

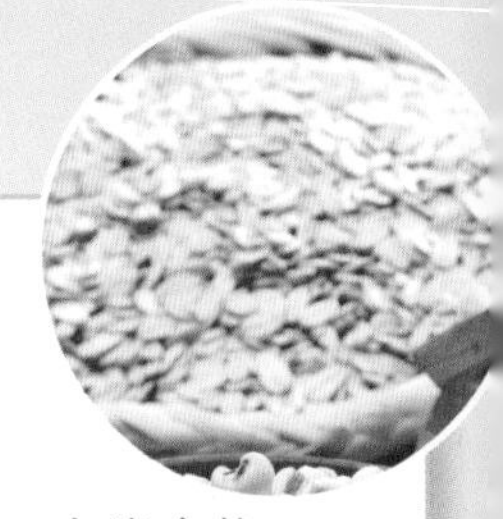

膳食宝塔建议的食物量

膳食宝塔建议的各类食物摄入量都是指食物可食部分的生重。各类食物的重量不是指某一种具体食物的重量，而是一类食物的总量。

谷类食物位居底层，每人每天应摄入250～400克。

蔬菜和水果居第二层，每天应分别摄入300～500克和200～400克。

鱼、禽、肉、蛋等动物性食物位于第三层，每天应摄入125～225克（鱼虾类75～100克，畜、禽肉50～75克，蛋类25～50克）。

奶类和豆类食物合居第四层，每天应吃相当于鲜奶300克的奶类及奶制品和相当于干豆30～50克的大豆及豆制品。

第五层塔顶是烹调油和食盐，每天烹调油不超过25~30克，食盐不超过6克。

新的膳食宝塔图增加了水和身体活动的形象，强调足量饮水和增加身体活动的重要性。水是膳食的重要组成部分，是一切生命必需的物质。在温和气候条件下生活的轻体力活动成年人每日至少饮1200毫升（约6杯）；在高温或强体力劳动条件下应适当增加。饮水不足或过多都会对人体健康带来危害。饮水应少量多次，不应感到口渴时再喝水。

目前我国大多数成年人身体活动不足或缺乏体育锻炼，应改变久坐少动的不良生活方式，养成天天运动的习惯。建议成年人每天进行累计相当于步行6000步以上的身体活动，如果身体条件允许，最好进行30分钟中等强度的运动。

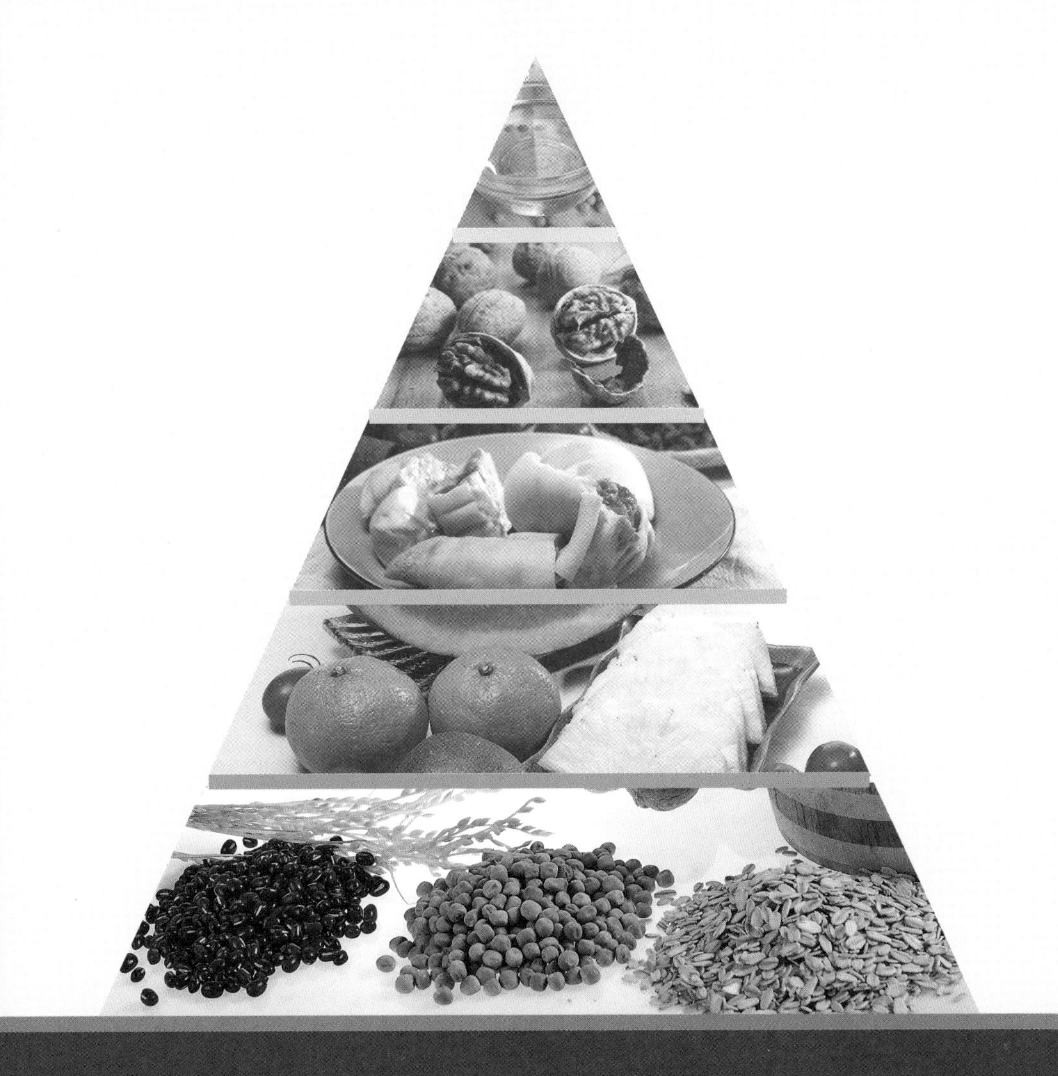

第二章　膳食宝塔底层

——谷类、薯类、杂豆类

我国传统饮食讲究“五谷宜为养，失豆则不良”。谷物中所含的营养成分主要是碳水化合物，其次是植物蛋白质，脂肪含量并不高。而古人把豆类作为五谷的重要组成部分是符合现代营养学观点的，因为谷类蛋白质缺乏赖氨酸，豆类蛋白质缺乏蛋氨酸，谷类、豆类一同食用能起到蛋白质相互补充的作用。

大米

大米是稻谷经去壳、碾米、成品整理等工序后制成的，又称稻米，主要分为籼米、粳米、糯米三种。历史上最早的种稻人是中国人，早在7000多年前，我国长江中下游的原始居民已经完全掌握了水稻的种植技术。大米的营养十分丰富，是人类的主要粮食之一。

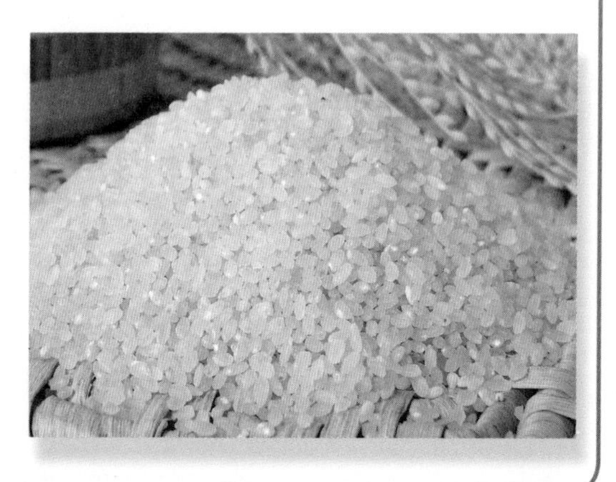

营养成分与药用功效

1.大米性平、味甘，具有补中益气、健脾养胃、止渴除烦，润燥清肺、固肠止泻、和五脏、通四脉等功效。
2.主治肠胃不和，暑热吐泻，小便不畅，烦渴。
3.粳米粥具有补脾、和胃的功能，病后肠胃功能较弱者，尤其是口渴、烦热者尤其适合食用。
4.糙米含有丰富的B族维生素和膳食纤维，常食能够起到降低脂肪和胆固醇的作用。

适合人群

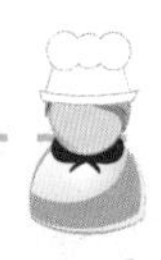

1.一般人皆可食用。
2.米粥尤其适宜高热、久病初愈者、妇女产后、老年人、婴幼儿等人群食用。

做法指导

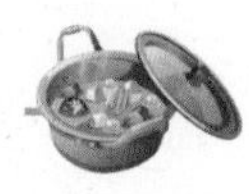

1.主要用于蒸饭、煮粥，制作各种米糕、米粉等。
2.制作米饭时一定要“蒸”，不要“捞”，因为捞饭会损失掉大量B族维生素。
3.淘洗大米时不要用手搓，忌长时间浸泡或用热水淘米，否则会造成维生素的大量流失。
4.焖米饭的时间过长，维生素B_1损失会超过30%；如果撇去米汤，维生素损失会超过40%。
5.制作大米粥时不要加碱，因为碱能破坏大米中的B族维生素。

营养成分与药用功效

1.健脾止泻，缩尿，敛汗，解毒，入脾、胃、肺经。
2.糯米是一种温和的滋补品，有补虚、补血、健脾、暖胃、止汗等作用。适用于脾胃虚寒所致的反胃、食欲下降。
3.糯米富含B族维生素，能温暖脾胃，补益中气。对脾胃虚寒、食欲不佳、腹胀腹泻有一定缓解作用。糯米有收涩作用，对尿频、自汗有较好的食疗效果。
4.糯米制成的酒，可用于滋补健身和治病。可用糯米、杜仲、黄芪、枸杞子、当归等酿成“杜仲糯米酒”，饮之有壮气提神、美容益寿、舒筋活血的功效。
5.糯米不但可配药物酿酒，而且可以和果品同酿。如“刺梨糯米酒”，适量常饮能防心血管疾病。

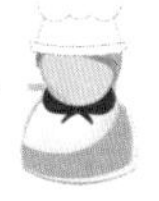

适合人群

一般人皆可食用，尤其是老人、病人、产妇最宜食用。

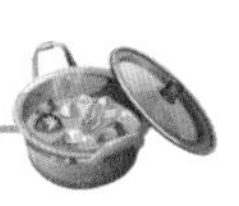

做法指导

1.用糯米煮稀薄粥服食，不仅营养滋补、极易消化吸收，而且能养胃气。
2.糯米因其香糯黏滑，常被用以制成风味小吃，如糕团、粽子、汤团、米糕、八宝饭、饭团、云片糕、橘红糕、麻球、南瓜饼等。
3.糯米食品宜加热后食用。
4.糯米还可酿酒。

糯米

糯米又叫江米、元米、酒米，是家常经常食用的粮食之一。因其香糯黏滑，常被用以制成风味小吃，深受人们喜爱。逢年过节很多地方都有吃年糕的习俗。

糯米是草本植物稻（糯稻）的种子，在稻米中为黏性最强、胀性小的品种。我国各地均有栽培。秋季采收成熟果实，晒干去皮壳用做粮食。

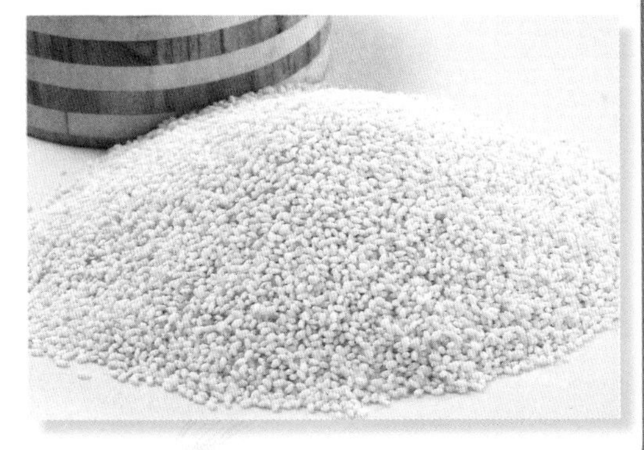

黑米

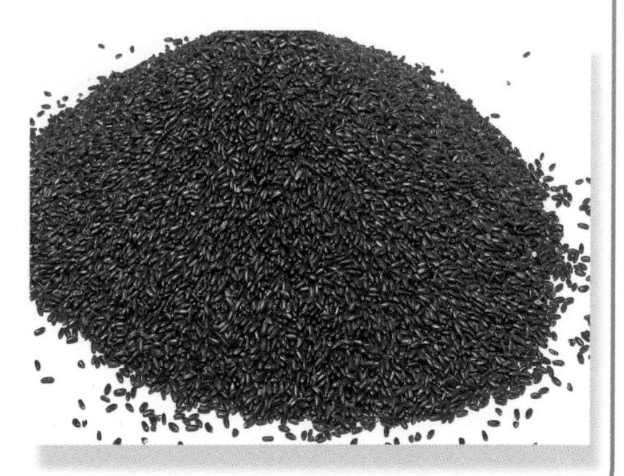

黑米，又叫黑粳米，外表纯黑发亮，香味独特，是一种药、食兼用的大米，米质佳。

黑米还有“黑珍珠”和“世界米中之王”的美誉，我国不少地方都有生产，具有代表性的有陕西黑米、贵州黑糯米、湖南黑米等。黑米所含锰、锌、铜等大都比大米高1～3倍，更含有大米所缺乏的花青素、胡萝卜素及强心苷等特殊成分。

营养成分与药用功效

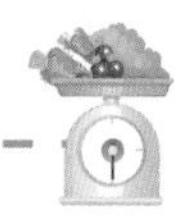

1.黑米具有滋阴补肾、补益脾胃、益气活血、养肝明目等疗效。
2.经常食用黑米，有利于防治头昏、目眩、贫血、白发、眼疾、腰膝酸软、肺燥咳嗽、大便秘结、小便不利、肾虚水肿、食欲不振、脾胃虚弱等症。
3.黑米中的钾、镁等矿物质还有利于控制血压，降低患心脑血管疾病的风险。

适合人群

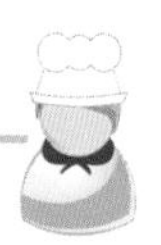

1.一般人皆可食用。
2.尤其适宜少年白发、妇女产后虚弱、病后体虚以及贫血、肾虚者食用。

做法指导

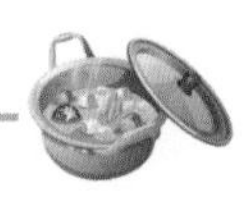

1.一般来说，黑米用于煮粥口感最好，最好配些糯米来增加黏度。
2.为了避免黑米中所含的色素在浸泡中溶于水，泡之前可用冷水轻轻淘洗，不要揉搓；泡米用的水要与米同煮，不能丢弃，以保存其中的营养成分。
3.除了粥之外，黑米还可以做成点心、汤圆、粽子、面包等。现在还开发出了黑米酒，其中含有黑色素，能起到保健作用。

营养成分与药用功效

1.中医认为，小米味甘咸，有清热解渴、和胃安眠的功效。
2.小米富含矿物质和维生素B_1，具有防治消化不良及口角生疮的功效。
3.睡前食用小米粥，易安然入睡。
4.小米具有滋阴养血的功效，可以使产妇虚寒的体质得到调养，恢复体力。
5.小米还有减轻皱纹、色斑、色素沉着的功效。

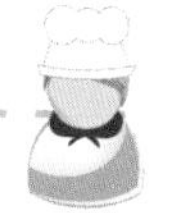

适合人群

1.一般人皆可食用。
2.小米是适宜老人、病人、产妇的滋补品。

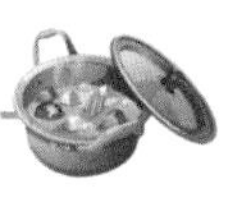

做法指导

1.小米粥不宜太稀薄。
2.淘洗小米时不要用手搓，忌长时间浸泡或用热水淘米。
3.小米可蒸饭、煮粥，磨成粉后可单独或与其他面粉掺和制做饼、窝头、丝糕、发糕等。
4.糯性小米也可酿酒、酿醋、制糖等。

小米

小米又叫粟米，由粟脱壳制成，以粒小而命名，原产于我国北方黄河流域，在古代是主要粮食作物。小米品种繁多，俗称“粟有五彩”，有白、红、黄、黑、橙、紫各种颜色的小米，也有黏性小米。

小米中蛋白质的质量优于小麦、稻米和玉米，但是赖氨酸含量较低。小米粥营养丰富，有“代参汤”之美称。

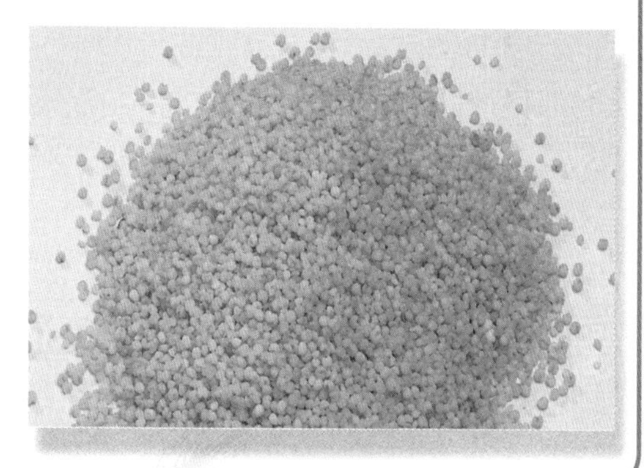

薏米

薏米又名薏苡仁、苡米、苡仁，土玉米、起实、薏珠子、草珠珠、回回米、米仁、六谷子，是常用的中药，又是普遍、常吃的食物，是补身药用佳品。薏米的种仁和根均能入药治病。

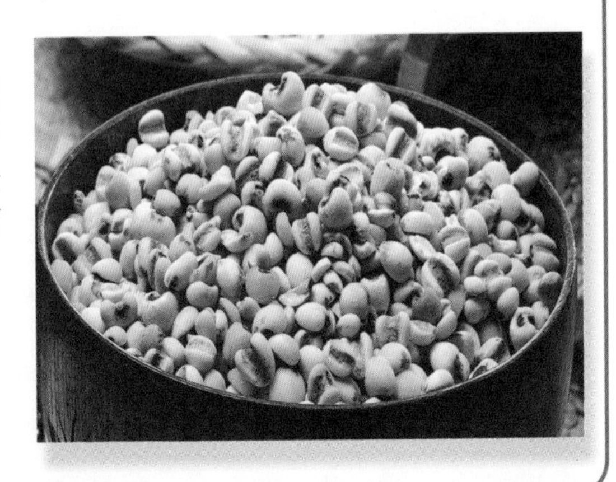

营养成分与药用功效

1.《本草纲目》中记载，薏米能“健脾益胃，补肺清热，祛风胜湿。炊饭食，治冷气。煎饮，利小便热淋。”

2.薏米性味甘淡微寒，有利水消肿、健脾去湿、舒筋除痹等功效，为常用的利水渗湿药。

3.薏米又是一种美容食品，常食可以保持人体皮肤光泽细腻，消除粉刺、雀斑、老年斑、妊娠斑、蝴蝶斑。

4.薏米对脱屑、痤疮、皲裂、皮肤粗糙等症均有良好疗效。

适合人群

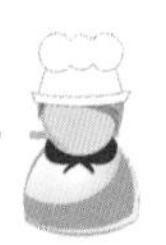

1.一般人皆可食用。

2.适宜各种癌症、关节炎、急慢性肾炎水肿、癌性腹水、面浮肢肿者，扁平疣、寻常性赘疣、传染性软疣、粉刺以及其他皮肤营养不良者，肺痿、肺痈者食用。

做法指导

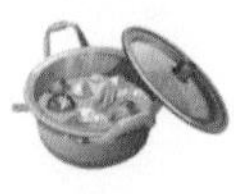

1.薏米可煮粥、做汤，还可以用薏米炖猪蹄、排骨和鸡。

2.夏秋季薏米和冬瓜煮汤、煮粥或做冷饮冰薏米，既可配餐食用，又是很好的消暑利湿的清补剂。

3.将鲜奶煮沸，加入适量薏仁粉，搅拌均匀后食用。常食可保持皮肤光泽细腻。

4.薏米较难煮熟，在煮之前需以温水浸泡3～4小时，再与其他米类一起煮就很容易熟了。

营养成分与药用功效

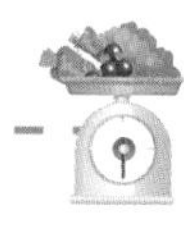

1.莜麦蛋白质含量高，糖分含量低，是糖尿病人的极好食品，脂肪中较多的亚油酸可降低胆固醇在心血管中的积累，对动脉粥样硬化性心脏病、高血压均有一定的辅助治疗作用。
2.对于因肝肾病变、糖尿病等伴发的继发性高脂血症也有一定的辅助治疗作用。
3.莜面属低热食品，食后易产生饱腹感，长期食用具有减肥功效。
4.莜麦中含有丰富的维生素B_1、维生素B_2、维生素E、叶酸等，可以改善血液循环，缓解精神紧张。
5.莜麦含有的钙、磷、铁、锌、锰等矿物质有预防骨质疏松、促进伤口愈合、预防贫血的功效。

适合人群

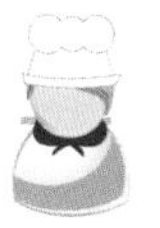

1.一般人皆可食用。
2.尤其适宜糖尿病、高血压患者食用。

做法指导

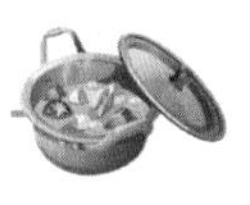

1.可磨成面粉单独食用。
2.可用熟山药泥和莜面混合制“山药饼”。
3.莜麦可与小米一起煮粥食用。
4.将莜面炒熟加糖或加盐可制成炒面。
5.莜面可用于包包子、水饺等。

莜麦

莜麦，是燕麦的一种，学名为“裸粒类型燕麦”或“裸燕麦”，原产中国的燕麦品种。华北称之为“油麦”，中国西北称之为“玉麦”，中国东北称之为“铃铛麦”。

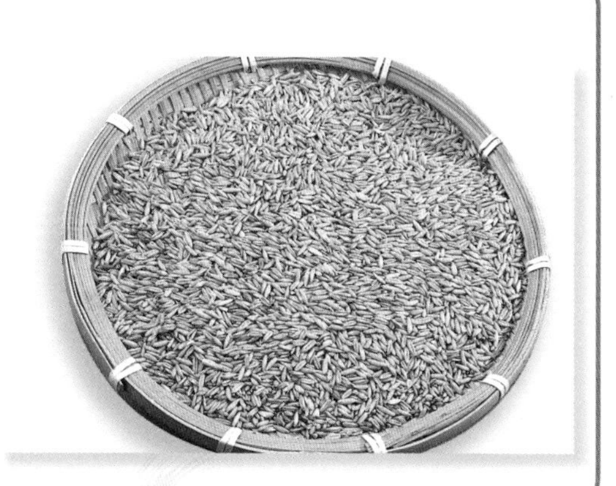

荞麦

荞麦又称为三角麦、乌麦、花荞，是蓼科荞麦属作物，彝族称为“额”，古代亦写成莜麦或乌麦。四川省习惯叫荞子，又叫“胡荞麦”。一年生草本，生育期短，抗逆性强，极耐寒瘠，一年中可多次播种多次收获。主要有普通荞麦（甜荞）和鞑靼荞麦（苦荞）两种。

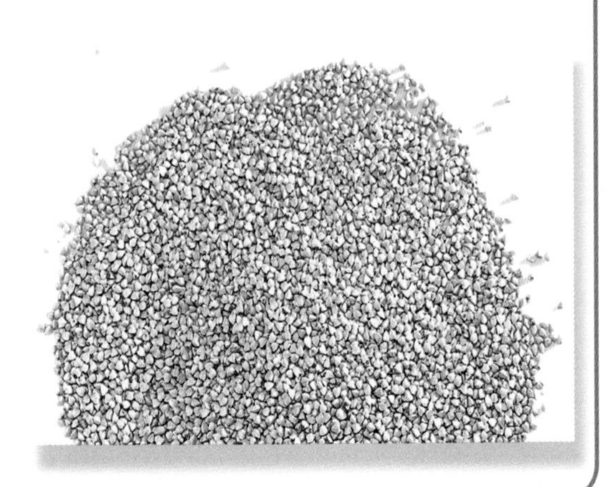

营养成分与药用功效

1.荞麦味甘，性平，寒。
2.荞麦含有其他谷物缺少的叶绿素和芦丁，维生素B_1、维生素B_2、烟酸的含量也十分丰富。芦丁有降低人体血脂和胆固醇、软化血管的作用。烟酸能促进机体新陈代谢、增强解毒能力，还具有扩张小血管和降低血液胆固醇的作用。
3.荞麦有“消炎粮食”之称，其中含有的生物类黄酮有抗菌、消炎的功效，可止咳、平喘、祛痰。
4.苦荞麦对糖尿病有辅助疗效。

适合人群

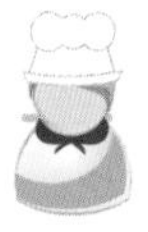

1.一般人皆可食用。
2.适宜食欲不振、饮食不香、肠胃积滞、慢性便秘者食用。
3.适宜夏季痧症者、糖尿病患者食用。

做法指导

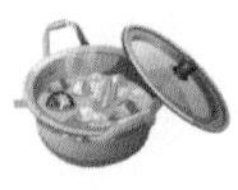

1.荞麦和面粉搭配可以做荞麦饼。
2.荞麦面与面粉混合可做面条、馒头。
3.荞麦面可以做饺子、包子、馅饼。
4.可以做荞麦面包和荞麦煎饼。

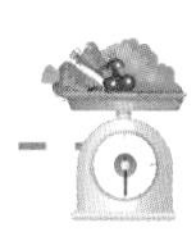

营养成分与药用功效

1.小麦味甘，性寒，无毒。新麦性热，陈麦性平。
2.利小便，补养肝气，除热，止烦渴。
3.将陈麦煎汤饮用，可以止虚汗。
4.将小麦烧成灰，用油调和，可涂治各种疮及灼伤。
5.全麦粉具有治疗便秘和减肥的效果。

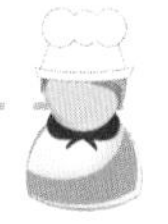

适合人群

1.一般人皆可食用。
2.患有脚气病、末梢神经炎者宜食整粒小麦，体虚自汗、盗汗、多汗者宜食浮小麦。

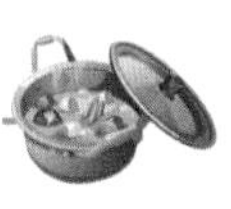

做法指导

1.小麦磨成面粉后可制作面包、馒头、饼干、蛋糕、面条、油条、油饼、烧饼、煎饼、水饺、煎饺、包子、馄饨、蛋卷、方便面、年糕、意式面食等食物；发酵后可制成酒。
2.小麦可煎汤，煮粥，也可炮制研末外敷，治痈肿、外伤及烫伤。

小 麦

小麦是小麦属植物的统称，是一种在世界各地广泛种植的禾本科植物，最早起源于中东的新月沃土地区。小麦是世界上总产量第二的粮食作物，仅次于玉米，而稻米则排名第三。

小麦的颖果是人类的主食之一。

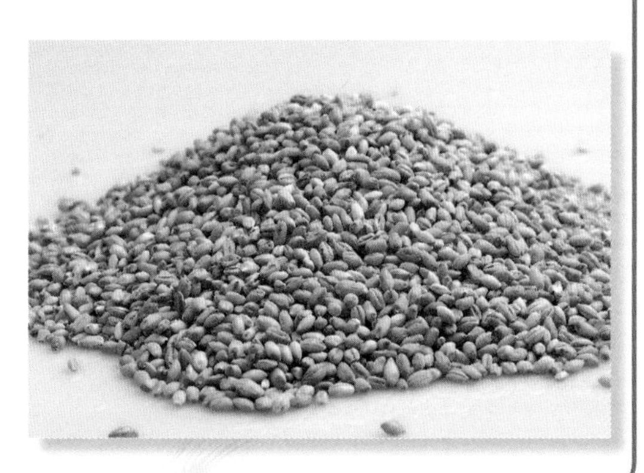

燕麦

燕麦，又名雀麦、野麦。燕麦一般分为带稃型和裸粒型两大类。世界各国栽培的燕麦以带稃型的为主，常称为皮燕麦。我国栽培的燕麦以裸粒型的为主，常称裸燕麦。

裸燕麦的别名颇多，在我国华北地区称为莜麦，西北地区称为玉麦，西南地区称为燕麦，有时也称莜麦，东北地区称为铃铛麦。

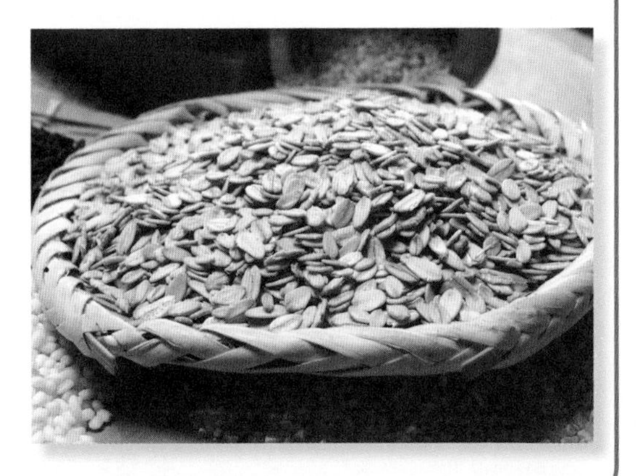

营养成分与药用功效

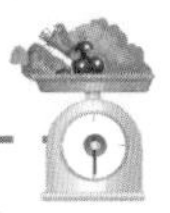

1.燕麦富含膳食纤维，具有通便、降糖、降脂、降胆固醇、减肥之功效。
2.燕麦含有的钙、磷、铁、锌等矿物质有预防骨质疏松、促进伤口愈合的功效，经常食用还可以改善血液循环，预防心脑血管疾病。
3.燕麦中含有燕麦蛋白、燕麦肽、燕麦β–葡聚糖、燕麦油等成分，具有抗氧化、增加肌肤活性、延缓肌肤衰老、美白保湿、减少皱纹色斑、抗过敏等功效。
4.燕麦中富含的亚油酸，对脂肪肝、糖尿病等均有辅助疗效，老年人常食，能增强体力、延年益寿。

适合人群

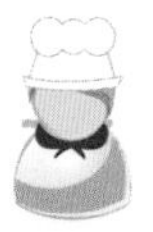

1.一般人皆可食用。
2.尤其适宜产妇、婴幼儿、老年人、脂肪肝患者、糖尿病患者、习惯性便秘、体虚自汗、多汗、易汗、盗汗、高血压病患者、高脂血症、动脉硬化及各种慢性病患者食用。

做法指导

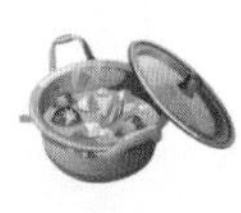

1.燕麦通常用于磨片煮粥食用，还可以跟其他米类一同煮食。
2.燕麦中的水溶性膳食纤维，只有在煮的过程中才会充分溶解，所以煮后食用的效果更理想。

营养成分与药用功效

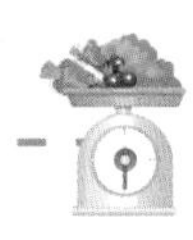

1.玉米味甘，性平，是粗粮中的保健佳品，常食玉米对人体的健康有利。
2.玉米胚尖所含的营养物质能有效调整神经系统功能，刺激大脑细胞，增强人的记忆力。
3.玉米含有的黄体素、玉米黄质可以减缓眼睛衰老。
4.玉米中含有亚油酸和维生素E，能降低胆固醇，减少动脉硬化的发生。
5.玉米能促进人体新陈代谢，使皮肤细嫩光滑，延缓皱纹产生，有很好的美容功效。
6.玉米有预防高血压的作用。据报道，中美洲印第安人不易患高血压与他们主要食用玉米有一定关系。
7.玉米中含有丰富的膳食纤维，能促进肠蠕动，缩短食物通过消化道的时间，减少有毒物质的吸收和致癌物质对结肠的刺激，减少结肠癌的发生，常食也可防治便秘等。

适合人群

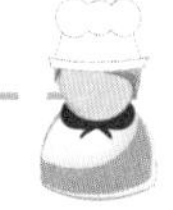

一般人皆可食用。

做法指导

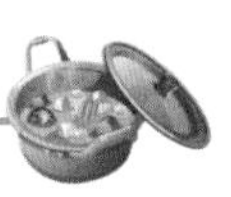

1.吃整玉米时不要丢弃玉米粒里的胚尖，因为玉米的许多养分都集中在这里。
2.玉米洗净煮食时最好连汤也喝，若连同玉米须和两层绿叶同煮，则降压等保健效果更为显著。
3.玉米发霉后能产生致癌物，所以发霉的玉米绝对不能食用。

玉米

玉米又名苞芦、玉蜀黍、大蜀黍、棒子、苞米、苞谷、玉菱、玉麦、稀麦、玉豆、芦黍、珍珠米、红颜麦、薏米包，粤语称为粟米，上海话和台湾话称为番麦，安徽庐江方言为六谷子，豫北叫玉茭草、玉茭。我国南北大部分地区都有广泛种植。

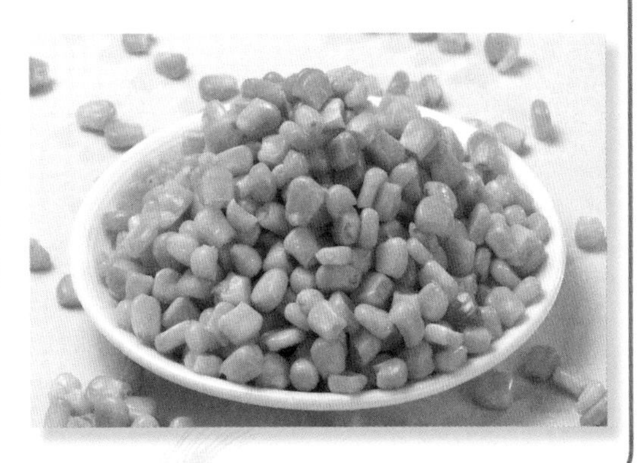

黑芝麻

黑芝麻为胡麻科的黑色种子，含有大量的脂肪和蛋白质，还有糖类、维生素E、卵磷脂、钙、铁等营养成分。黑芝麻可以做成各种美味的食品。

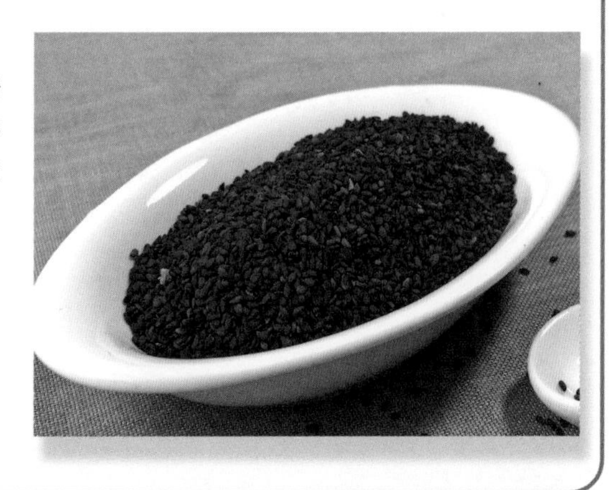

营养成分与药用功效

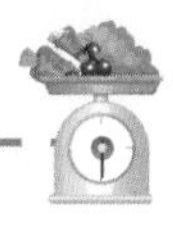

1.黑芝麻含有人体必需的多种氨基酸。
2.黑芝麻含有的铁和维生素E是预防贫血、活化脑细胞、消除血管胆固醇的重要成分。
3.黑芝麻含有的脂肪大多为不饱和脂肪酸，有健脑益智、延年益寿的作用，是中老年人常用的保健佳品。
4.中医认为，黑芝麻具有补肝肾、润五脏、益气力、长肌肉、填脑髓的作用，可用于辅助治疗肝肾精血不足所致的眩晕、须发早白、脱发、腰膝酸软、四肢乏力、步履艰难、五脏虚损、皮燥发枯、肠燥便秘等病症，并能乌发养颜。

适合人群

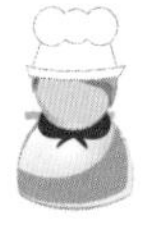

1.一般人皆可食用。
2.尤其适宜妇女产后乳汁缺乏者、身体虚弱者、贫血者、习惯性便秘者、慢性神经炎患者食用。

做法指导

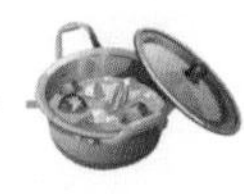

1.黑芝麻多做成黑芝麻糊食用。
2.可与其他五谷杂粮一同煮粥，也可用于制作甜点或者与蔬菜拌食。
3.黑芝麻可榨制香油（麻油）供食用。
4.整粒的黑芝麻应加工后再吃，以方便营养的吸收。
5.炒制时注意不要炒煳。

营养成分与药用功效

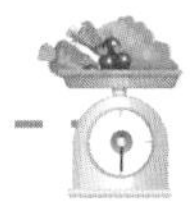

1.据《本草纲目》、《本草纲目拾遗》等古代文献记载，红薯有“补虚乏、益气力、健脾胃、强肾阴”的功效，使人“长寿少疾”，还能补中、活血、暖胃、肥五脏等。当代《中华本草》说其“味甘、性平，归脾、肾经”，“补中活血、益气生津、宽肠胃、通便秘”。

2.现代医学研究表明，红薯有抗癌、益心脏和通便功效。

3.红薯含有丰富的淀粉、膳食纤维、胡萝卜素、多种维生素以及钾、铁、铜、硒、钙等10余种矿物质，能保持血管弹性，对防治老年习惯性便秘十分有效。

适合人群

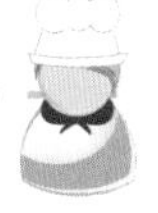

1.一般人皆可食用。

2.红薯所含的糖分多，身体一时吸收不完，剩余部分停留在肠道里容易发酵，使腹部不适。中医认为，湿阻脾胃、气滞食积者应慎食红薯。

做法指导

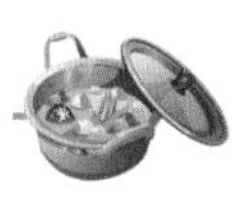

1.蒸、煮或烤食皆可，也可切成小块熬粥。

2.让红薯在烘烤前外皮带有一些水分，熟后不会干燥，口感自然多汁。

3.红薯一定要蒸熟煮透再吃，因为红薯中的淀粉颗粒不经高温破坏，难以消化。

4.吃红薯时最好搭配少许咸菜，可有效抑制胃酸。

5.生黑斑的红薯有毒，烹制前要去除干净。

红 薯

红薯，学名甘薯，又称番薯等，为旋花科一年生植物。不同地区人们对它的称呼也不同，山东人称其为地瓜，四川人称其为红苕，北京人称其为白薯，江西人称其为番薯，福建人称其为红薯。红薯的块根为淀粉原料，可食用、酿酒或做饲料。全国广为栽培。

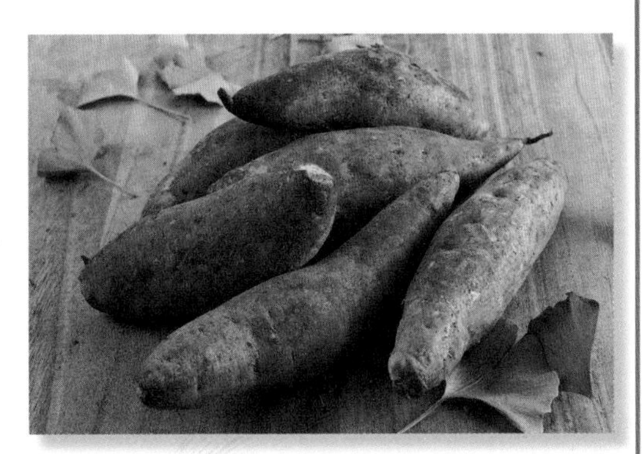

魔芋

魔芋，多年生天南星科草本植物，有小毒，用途广泛。魔芋是一个大家族，全世界大约有130种，我国就有30多种。魔芋是目前发现的唯一能大量提供葡聚糖甘露的经济作物，在食品医药方面，魔芋的应用价值将不断地被开发出来。魔芋因具有很高的食用价值而受到人们普遍欢迎。

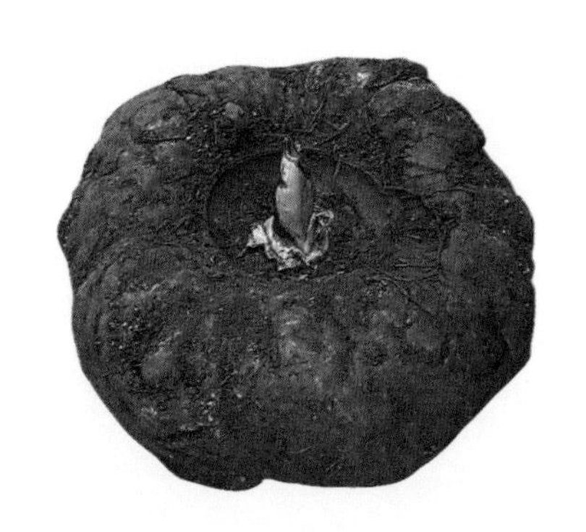

营养成分与药用功效

1.魔芋的主要成分是葡聚糖甘露，它不仅含有人体所需的10多种氨基酸和多种微量元素，更具有低蛋白、低脂肪、高纤维、吸水性强、膨胀率高等特性。
2.魔芋具有降血脂、降血糖、降血压、排毒、减肥、美容、保健等功效。
3.魔芋含有丰富的膳食纤维，能加速肠胃蠕动，通便润肠胃。
4.实验表明，魔芋食品中的钙比较容易洗脱出来，特别是在酸性溶液中钙的洗脱率更高。人们在食用魔芋时，嚼烂的魔芋与酸性胃液接触，钙就开始溶化，再经肠胃吸收，从而达到补钙的作用。

适合人群

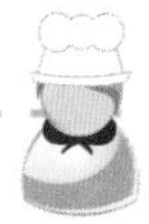

1.一般人皆可食用。
2.特别适宜肥胖、便秘、高血脂症患者食用。

做法指导

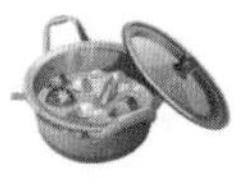

1.可用于凉拌或小炒。
2.常被制成魔芋豆腐或磨成粉冲服。
3.生魔芋有毒，必须煮3小时以上方可食用，且每次不宜过量。

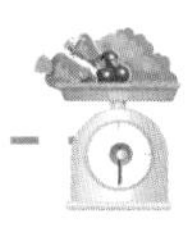

营养成分与药用功效

1.马铃薯除了含有碳水化合物、蛋白质、B族维生素、钾等矿物质和丰富的膳食纤维外，还富含其他粮谷类食物所缺少的维生素C和胡萝卜素，常食可预防癌症、高血压和便秘。

2.马铃薯水分多、脂肪少、单位体积热量低，食后易产生饱腹感，所以是备受青睐的减肥食品。

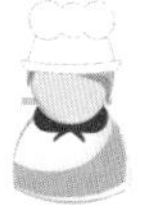

适合人群

1.一般人皆可食用。

2.特别适宜胃及十二指肠溃疡患者食用。

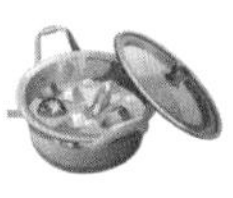

做法指导

1.可以直接用蒸、煮、烤等方法做熟，作为主食食用；亦可作为蔬菜单独或与其他食材一起炒或炖。

2.可在烤熟的马铃薯上放上橄榄油、奶油调味粉，或无脂的原味鲜乳酪再配以小香葱。

土豆

马铃薯又称土豆、洋芋、洋山芋、山药蛋、馍馍蛋、薯仔等，是茄科茄属一年生草本，其块茎可供食用，是重要的粮食、蔬菜兼用作物。根据马铃薯的来源、性味和形态，意大利人叫地豆，法国人叫地苹果，德国人叫地梨，美国人叫爱尔兰豆薯，俄国人叫荷兰薯。鉴于名字的混乱，植物学家给它取了个世界通用的学名——马铃薯。

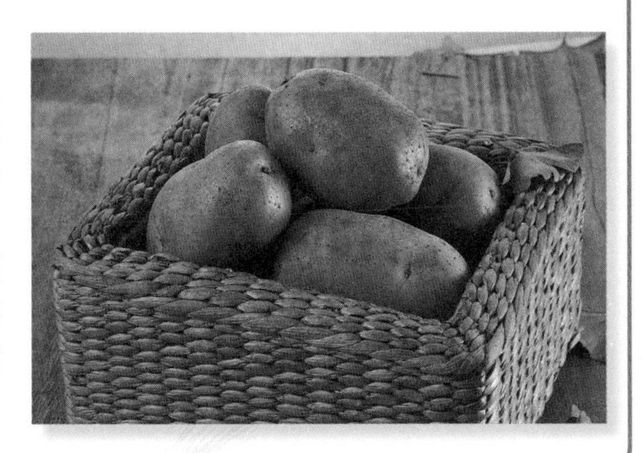

山药

山药又名薯蓣、大薯，薯蓣科，一年生或多年生缠绕性藤本植物。山药根直立，肉质肥厚，呈棒形，极少分枝，须根较多。我国栽培的山药主要有普通山药和田薯两大类。普通山药，特征是茎圆形，没有棱翼，可作为药用；田薯，特征是茎方形，有棱翼，主要作为菜用。山药营养丰富，自古被视为物美价廉的补虚佳品。

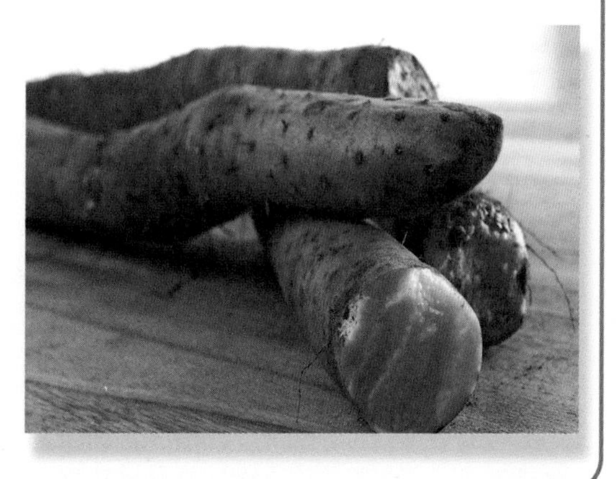

营养成分与药用功效

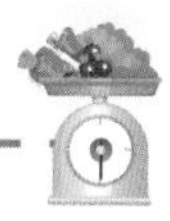

1.山药含有淀粉酶、多酚氧化酶、皂苷等，有强健肌体、固肾益精、益肺气、养肺阴的作用。
2.山药可治疗脾胃虚弱、食少体倦、肾亏遗精、白带多、小便频数、肺虚久咳等症。
3.山药含有大量的黏液蛋白、维生素及微量元素，有降低血糖的作用，是糖尿病人的食疗佳品，并能有效阻止血脂在血管壁的沉淀，预防心血管疾病。
4.近年研究发现，山药具有镇静作用，故可益智安神。

适合人群

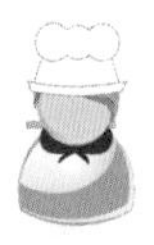

1.一般人皆可食用。
2.尤其适宜糖尿病、腹胀、病后虚弱、慢性肾炎、长期腹泻患者食用。

做法指导

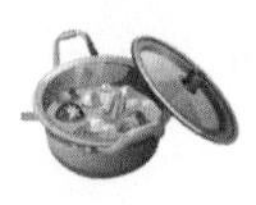

1.去皮食用，以免产生麻、刺等异常口感。
2.可蒸、煮熟透后作为主食食用，亦可做蔬菜制成各种菜肴或羹汤，或晒干煎汤、煮粥。

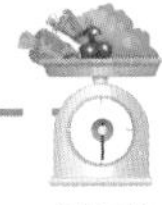

营养成分与药用功效

1.绿豆不但有良好的食用价值，还有非常好的药用价值，自古有“食中佳品，济世长谷”之称。

2.绿豆味甘性凉，有清热解毒之功，用绿豆煮汤能够清暑益气、止渴利尿，不仅能补充水分，而且还能及时补充无机盐，对维持水电解质平衡有着重要意义。

3.绿豆还有解毒作用。如遇有机磷农药中毒、铅中毒、酒精中毒（醉酒）或吃错药等情况，在医院抢救前常先灌下一碗绿豆汤进行紧急处理；长期在有毒环境下工作或接触有毒物质的人，应经常食用绿豆来解毒保健。

4.经常食用绿豆可以补充营养，增强体力，对高血压、糖尿病、肾炎有较好的辅助治疗作用。

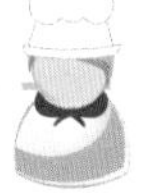

适合人群

1.一般人皆可食用。

2.适宜中毒者及眼病、高血压、水肿、红眼病患者食用。

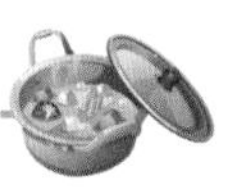

做法指导

1.绿豆可与其他谷类混合煮粥、煮饭，亦可单独煎汤饮用。

2.绿豆磨成粉后可以做成各类糕点小吃。

绿豆

绿豆为豆科一年生草本植物，原产于我国、印度、缅甸，有2000多年的栽培史。绿豆种皮的颜色主要有青绿、黄绿、墨绿三大类，同颜色的种皮分有光泽和无光泽两种。

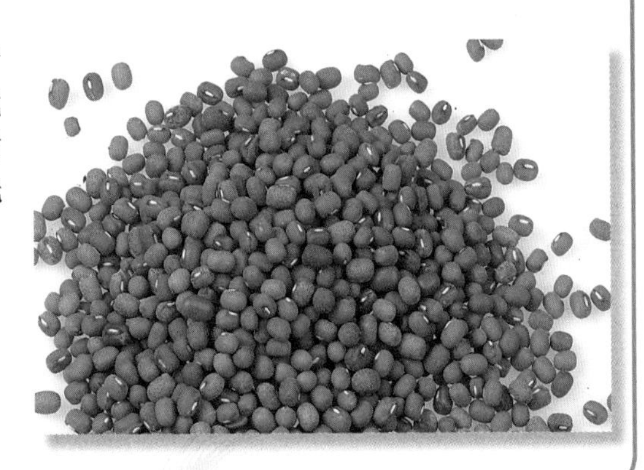

红小豆

红小豆为豆科植物赤豆干燥成熟的种子，秋季果实成熟而未开裂时收获，主产于广东、广西、江西等地。又称相思豆，煮熟后会变得非常绵软，而且有着独特的甜味。

红小豆原产于中国，由于具有药用功效，所以颇受重视。红小豆常被加入饭里、粥里及用于做豆馅，红小豆也是东方甜食里是常用的食材。

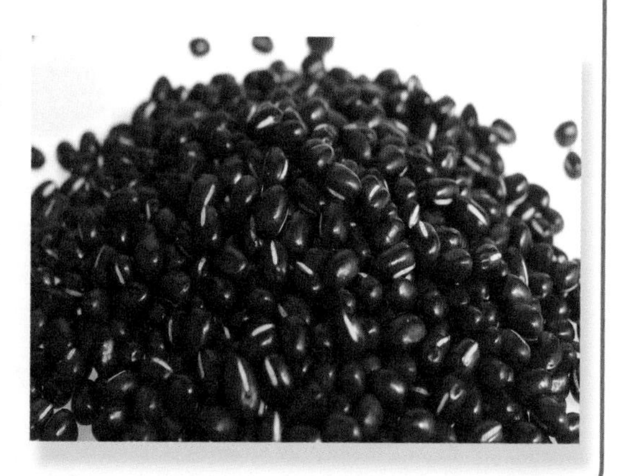

营养成分与药用功效

1.中医认为，红小豆性平，味甘酸，无毒，有滋补强壮、健脾养胃、利水除湿、清热解毒、通乳汁之功效。

2.红小豆富含铁质，有补血的作用，是女性生理期间的滋补佳品。

3.红小豆中含有一种皂苷类物质，能促进通便及排尿，对心脏病或肾病引起的水肿有辅助治疗作用。

4.有怕冷、低血压、容易疲倦等现象的人，适宜常吃红小豆。

5.红小豆加入莲子、百合，更有固精益气、止血、强健筋骨等作用。

适合人群

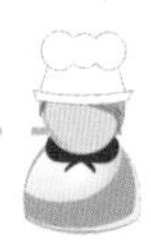

1.一般人皆可食用。

2.体瘦者和尿多者不宜多食。

做法指导

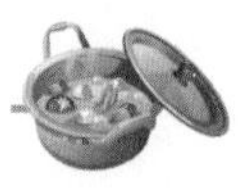

1.宜与其他谷类食品混合食用，一般制成豆沙包、豆饭或豆粥。

2.在给红小豆调甜味的时候，建议用红糖取代砂糖，这样可以避免人体摄入过多的糖分，从而防止引起某些疾病。

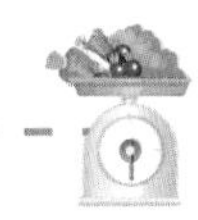

营养成分与药用功效

1.蚕豆氨基酸种类较为齐全、比例合适，且含有丰富的维生素C、胆碱、膳食纤维、钙、钾、镁、锌、锰等矿物质，可降脂、健脑、通便、预防动脉硬化。
2.传统医学认为蚕豆味甘性平，可补益中气、健脾益胃、清热利湿、止血降压、涩精止带。
3.蚕豆也是抗癌食品之一，对预防肠癌有一定作用。

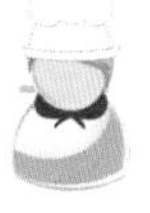

适合人群

1.一般人皆可食用。
2.老人、考试期间学生、脑力工作者、高胆固醇、便秘者可以适量多食用蚕豆。

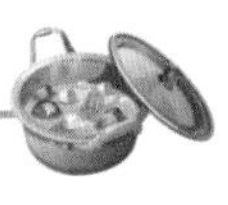

做法指导

1.不可多吃，以防胀肚伤脾胃。
2.蚕豆不可生吃，应将其焯水后再进行烹制。
3.蚕豆的食用方法很多，可煮、炒、油炸，也可浸泡后剥去种皮炒菜或做汤。
4.蚕豆粉是制作粉丝、粉皮等的原料，也可加工成豆沙，制作糕点。
5.蚕豆可蒸熟加工制成罐头食品，可制酱油、豆瓣酱、甜酱、辣酱等，还可以制成各种小食品。

蚕豆

蚕豆，又称胡豆、佛豆、川豆、倭豆、罗汉豆，为粮食、蔬菜和饲料、绿肥兼用作物。蚕豆一般认为起源于西南亚和北非，我国的蚕豆，相传为西汉张骞自西域引入。

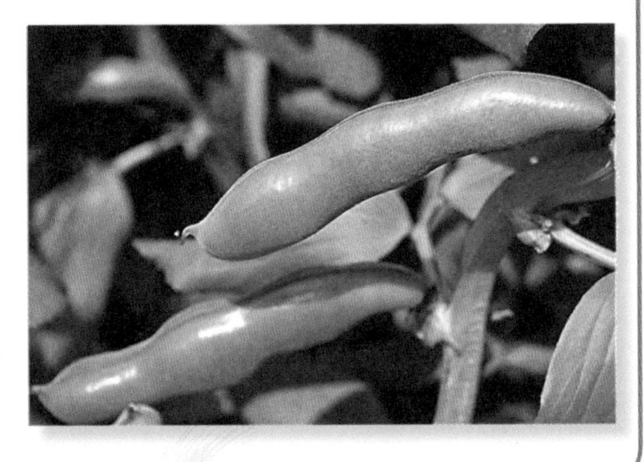

自热带至北纬63° 地区均有种植。我国以四川最多，其次为云南、湖南、湖北、江苏、浙江、青海等省。蚕豆既可以炒菜、凉拌，又可以制成各种小食品，是一种大众食物。

豌豆

豌豆又名雪豆，起源于亚洲西部、地中海地区，在全世界的分布很广。豌豆果荚有软荚及硬荚两种，软荚种的果实幼嫩时可食用，硬荚种的果皮坚韧，以幼嫩种子供食用。

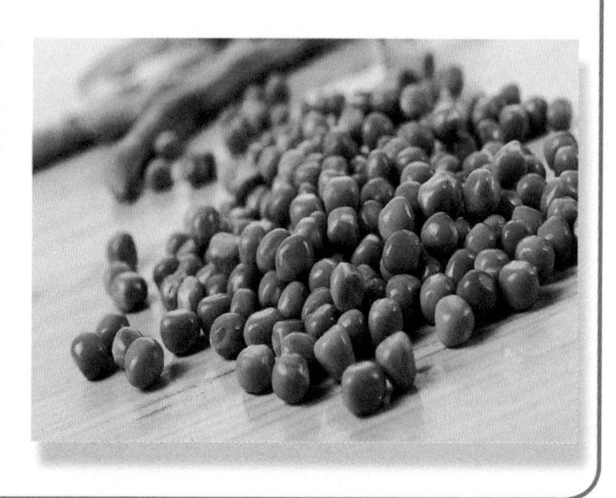

营养成分与药用功效

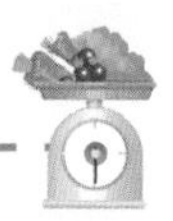

1.豌豆中富含人体所需的各种营养物质，尤其是含有大量优质蛋白质、维生素C和胡萝卜素，可以增强肌体免疫功能，提高肌体的抗病能力和康复能力，降低人体癌症的发病率。

2.豌豆所含的止杈酸、赤霉素和植物凝素等物质，具有抗菌消炎，增强新陈代谢的功效。

3.豌豆中还含有较为丰富的膳食纤维，能促进肠蠕动，保持大便通畅，起到清洁大肠、防止便秘的作用。

适合人群

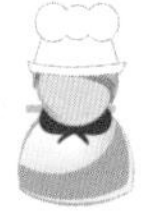

1.一般人皆可食用。

2.尤其适用于热性体质的人食用。

做法指导

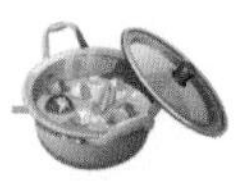

1.既可作为蔬菜炒食，又可磨成豌豆面粉食用。

2.豌豆粉是制作糕点、豆馅、粉丝、凉粉、面条、风味小吃的原料。

3.豌豆豆粒圆润鲜绿，十分好看，也常被用来作为配菜，以增加菜肴的色彩，促进食欲。

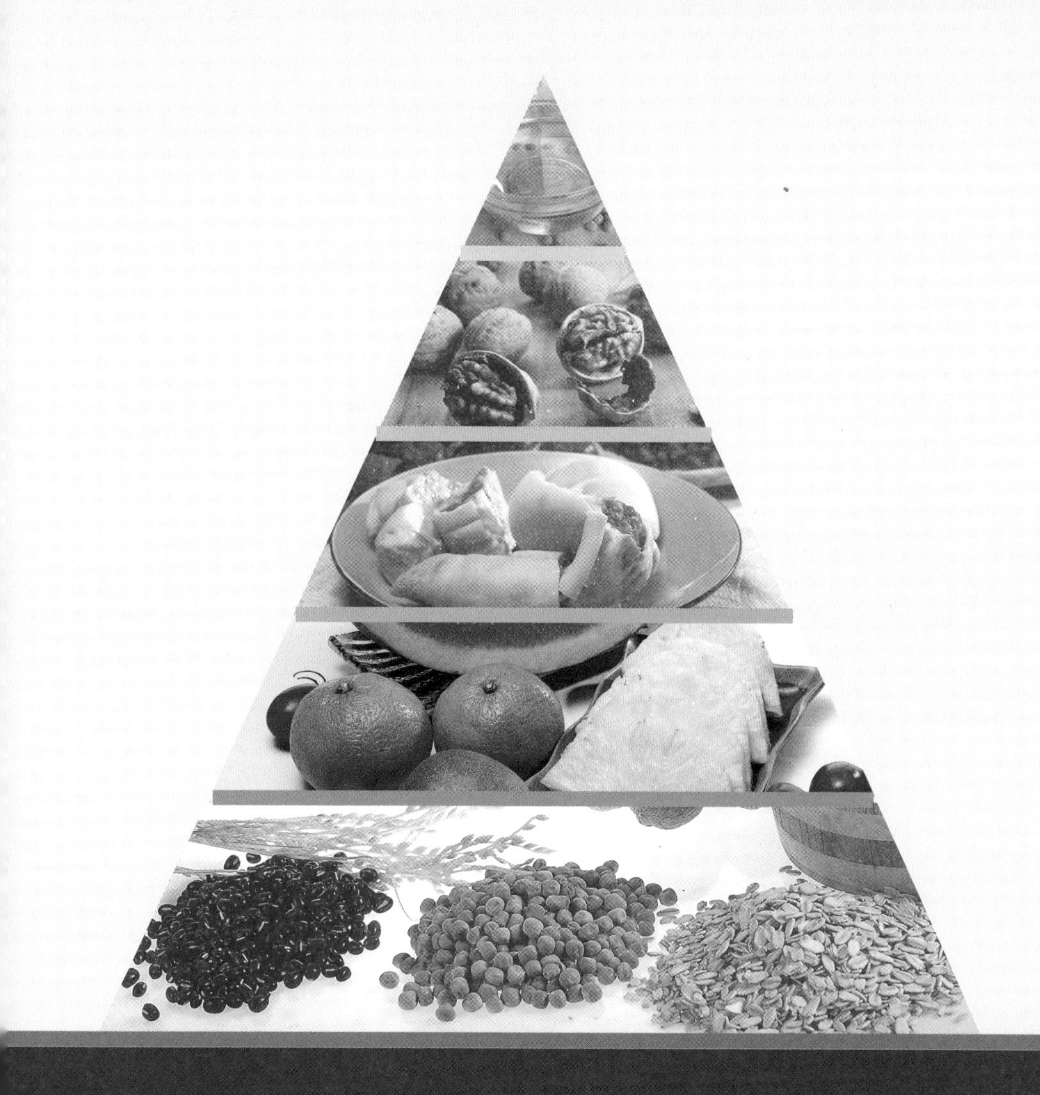

第三章　膳食宝塔第二层

——蔬菜和水果

中华民族传统膳食结构中主张“五菜常为充，新鲜绿黄红，五果当为助，力求少而数”，五菜即指蔬菜。各种颜色的新鲜的蔬菜含有多种微量元素、维生素、膳食纤维等营养物质，有增食欲、充饥腹、助消化、补营养、防便秘、降血脂、降血糖、防肠癌等作用，能营养人体、充实脏气，使体内各种营养素更完善、更充实。

五果指桃子、李子、杏、栗子、大枣等为代表的水果、坚果类食物。“五果为助”，即以五果为生命肌体营养的补助。水果富含维生素、膳食纤维、糖类和有机酸等物质，营养丰富，还有助于消化。虽不求多，但却是平衡饮食中不可缺少的辅助食物。

◎蔬菜　　◎水果

白菜

白菜为十字花科芸薹属一年生、二年生草本植物，包括结球及不结球两大类群。原产地中海沿岸和我国，以柔嫩的叶球、莲座叶或花茎供食用。

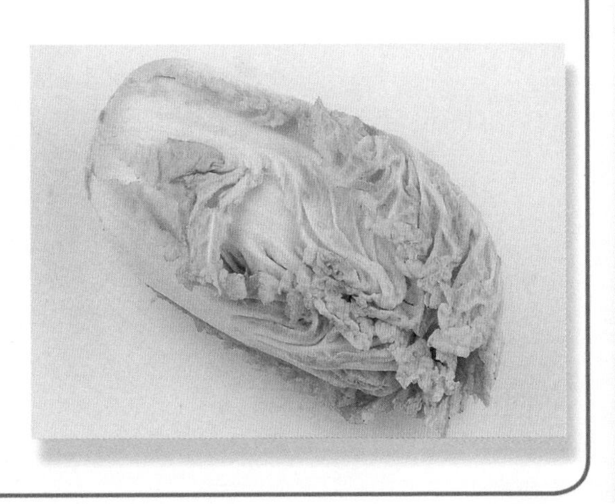

营养成分与药用功效

1.白菜含有丰富的粗纤维，可以润肠通便，对预防肠癌有良好的作用。
2.白菜中含有丰富的维生素C，多吃白菜，可以收到很好的护肤和养颜效果。

适合人群

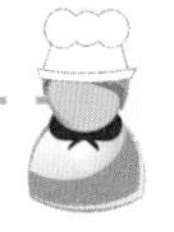

1.一般人皆可食用。
2.特别适合肺热咳嗽、便秘、肾病患者多食，同时女性也应该多食。
3.白菜性偏寒凉，胃寒腹痛、大便溏泻及寒痢者不可多食。

做法指导

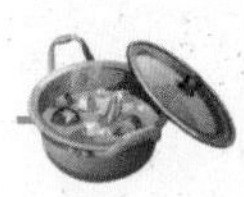

1.切白菜时，宜顺丝切，这样白菜易熟。
2.烹调时不宜用煮焯、浸烫后挤汁等方法，以避免营养素的大量损失。
3.腐烂的白菜含有亚硝酸盐等毒素，食后可使人体严重缺氧甚至有生命危险。
4.白菜在沸水中焯烫的时间不可过长，最佳的时间为20～30秒，烫得太软、太烂会影响口感。

营养成分与药用功效

1.小白菜中所含的胡萝卜素、烟酸等营养素，是维持生命活动的重要物质。
2.小白菜富含维生素C、钾、硒等，有助于荨麻疹的消退。
3.小白菜中含有大量粗纤维，进入人体内与脂肪结合后，可阻止血浆胆固醇吸收，减少动脉粥样硬化的形成，从而保持血管弹性。
4.小白菜中含有的胡萝卜素比豆类、番茄、瓜类都多，并且还含有丰富的维生素C，可促进皮肤细胞代谢，防止皮肤粗糙及色素沉着，延缓衰老。

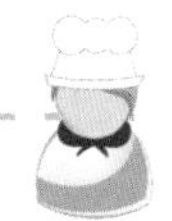

适合人群

1.一般人皆可食用。
2.脾胃虚寒、大便溏薄者不宜多食。

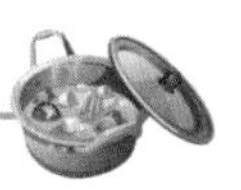

做法指导

用小白菜制作菜肴，炒、熬时间不宜过长，以免损失营养。

小白菜

小白菜又叫青菜、鸡毛菜、油白菜。据测定，小白菜是蔬菜中含矿物质和维生素最丰富的菜。小白菜所含的钙是大白菜的2倍，所含的维生素C约是大白菜的3倍多，所含的胡萝卜素是大白菜的74倍，所含的糖类和碳水化合物略低于大白菜。

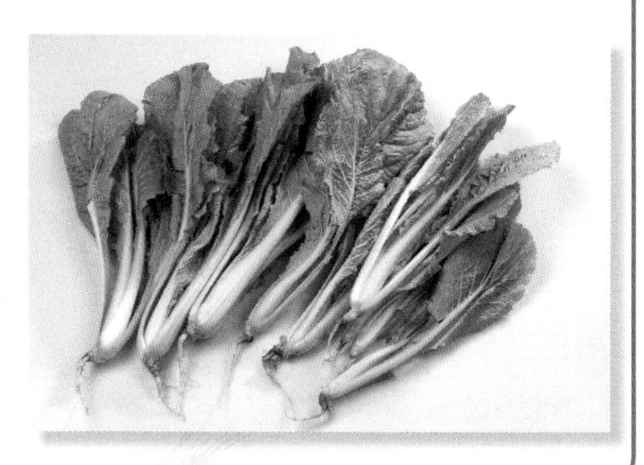

菠菜

藜科菠菜属一年生或二年生草本，又称菠薐、波斯草，以叶片及嫩茎供食用。原产波斯，2000年前已有栽培。后传到北非，由摩尔人传到西欧西班牙等国。菠菜647年传入我国，现各地均有栽培，是一种常年供应市场的绿叶蔬菜。

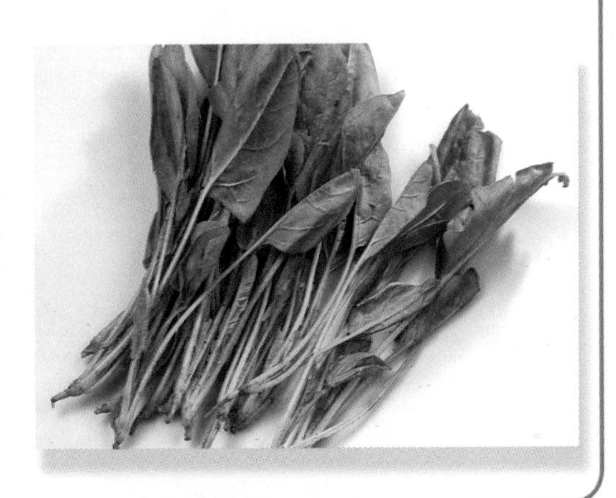

营养成分与药用功效

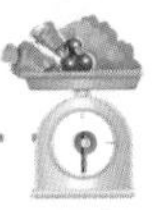

1.菠菜茎叶柔软滑嫩、味美色鲜，含有丰富的维生素 C、胡萝卜素，以及铁、钙、磷等矿物质。
2.菠菜中含有大量的β-胡萝卜素，也是维生素B_6、叶酸、钾的极佳来源。
3.菠菜叶中含有铬和一种类胰岛素样物质，能使血糖保持稳定。
4.丰富的B族维生素及胡萝卜素等含量使其能够防止口角炎、夜盲症等维生素缺乏症的发生。
5.菠菜中含有大量的抗氧化剂，具有抗衰老、促进细胞增殖作用，既能激活大脑功能，又可增强青春活力，有助于防止大脑的老化，防止老年痴呆症。
6.科学研究还发现，每周食用2～4次菠菜的中老年人，因摄入了胡萝卜素，可降低患视网膜退化的危险，从而保护视力。

适合人群

1.一般人皆可食用。
2.特别适宜老、幼、病、弱、电脑工作者、糖尿病以及便秘、贫血、高血压患者食用。
3.不适宜肾炎、肾结石患者。另外，脾虚便溏者不宜多食，小儿软骨遗尿者忌食。

做法指导

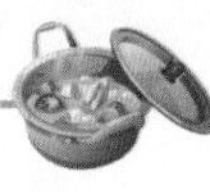

1.菠菜可以炒、拌、烧、做汤和当配料用。
2.菠菜含有较多草酸，有碍肌体对钙的吸收，故菠菜不能直接烹调，宜先焯水再炒。
3.应与碱性食品搭配食用，如海带、水果等，以促使草酸钙溶解排出，防止结石。

营养成分与药用功效

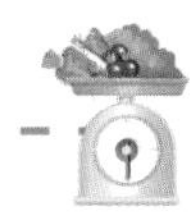

1.韭菜含有挥发性精油及含硫化合物，具有促进食欲和降低血脂的作用，对高血压、冠心病、高血脂等有一定辅助疗效，含有的硫化合物还具有一定杀菌消炎的作用。
2.韭菜性温，味辛，含有一定量的锌元素，具有补肾起阳作用，故可用于治疗阳痿、遗精、早泄等，在药典上有“起阳草”之称。
3.韭菜散发出一种独特的辛香气味，有助于疏调肝气，增进食欲，促进消化。
4.韭菜的辛辣气味有散淤活血、行气导滞作用，适用于跌打损伤、反胃、胸痛等症。
5.韭菜含有大量维生素和粗纤维，能增进胃肠蠕动，治疗便秘，预防肠癌，有“洗肠草”之称。

适合人群

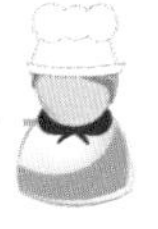

1.一般人皆可食用。
2.便秘者、产后乳汁不足女性、寒性体质者可常食。
3. 韭菜多食会上火且不易消化，因此阴虚火旺、有眼病和胃肠虚弱的人不宜多食。

做法指导

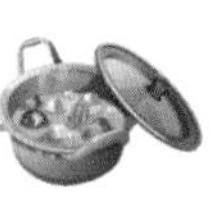

1.韭菜可以炒、拌、做配料、做馅等，尤其在北方是过年包饺子的主打菜。
2.隔夜的熟韭菜不宜再吃。
3.韭菜与虾仁配菜，能提供优质蛋白质。

韭菜

韭菜原产东亚，我国栽培历史悠久，分布广泛，尤以东北所产者品质佳。韭菜颜色碧绿、味道浓郁，无论用于制作荤菜还是素菜，都十分提味。初春时节的韭菜品质最佳，晚秋的次之，夏季的最差，有“春食则香，夏食则臭”之说。

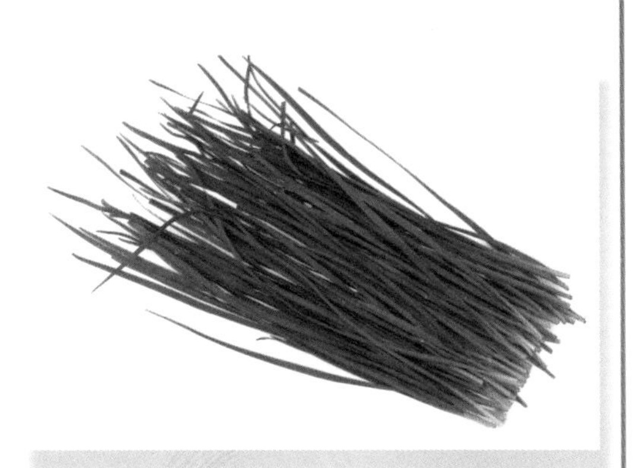

芹菜

芹菜，属伞形科植物，有水芹、旱芹两种，功能相近，药用以旱芹为佳。旱芹香气较浓，又名“香芹”，亦称“药芹”。芹菜是高纤维食物，常吃芹菜，尤其是吃芹菜叶，对预防高血压、动脉硬化等都十分有益，并有辅助治疗作用。

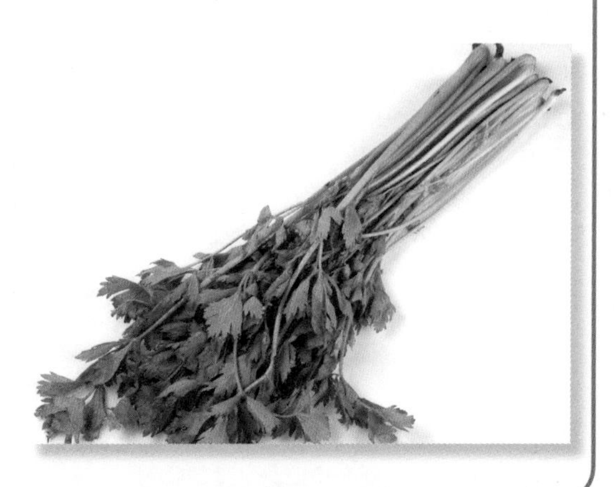

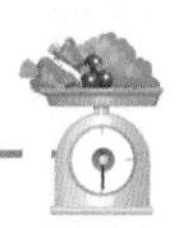

营养成分与药用功效

1.中医认为，芹菜味甘性温，入肺、胃、肾，可固肾止血，健脾养胃，是辅助治疗高血压及其并发症的首选食品，对于原发性、妊娠性及更年期高血压均有效，对于血管硬化、神经衰弱亦有辅助治疗作用。
2.芹菜有利于安定情绪，消除烦躁。
3.芹菜含有利尿的成分，可消除体内钠潴留，利尿消肿。
4.芹菜含铁量较高，能补充妇女经血的损失，食之能避免皮肤苍白、干燥、面色无华，而且可使目光有神，头发黑亮；芹菜也是缺铁性贫血患者的佳蔬。
5.芹菜汁有降血糖作用；经常吃芹菜，还可以中和尿酸及体内的酸性物质，对预防痛风有较好效果。

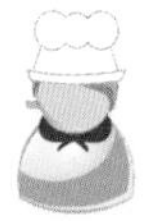

适合人群

1.一般人皆可食用。
2.血压偏低者慎食。
3.肠滑不固者应少食。

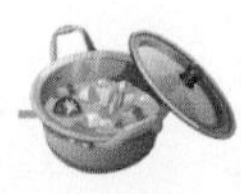

做法指导

1.芹菜叶中所含的胡萝卜素和维生素C及矿物质比茎多，因此不要把能吃的嫩叶扔掉。
2.将芹菜先焯水（焯水后要马上过凉），除了可以使成菜颜色翠绿，还可以减少炒菜的时间，减少油脂对蔬菜“入侵”的时间。

营养成分与药用功效

1.油菜为低脂肪蔬菜，含有丰富的膳食纤维，能与胆酸盐和食物中的胆固醇及甘油三酯结合，并从粪便排出，从而减少脂类的吸收，故可用来降血脂。
2.油菜中所含的植物激素，能够增加酶的形成，对进入人体内的致癌物质有吸附作用，故有防癌功效。
3.油菜能增强肝脏的排毒机制，对皮肤疮疖、乳痈有治疗作用。
4.油菜中含有大量的植物纤维，能促进肠道蠕动，增加粪便的体积，缩短粪便在肠道停留的时间，从而治疗多种便秘，预防肠道肿瘤。
5.油菜含有大量胡萝卜素和维生素C，有助于增强肌体免疫能力。
6.油菜还有促进血液循环、散血消肿的作用。孕妇产后淤血腹痛、丹毒、肿痛脓疮者可通过食用油菜来辅助治疗。

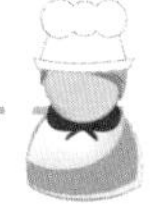

适合人群

一般人皆可食用。

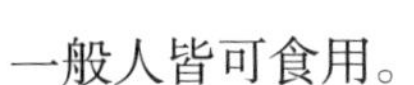

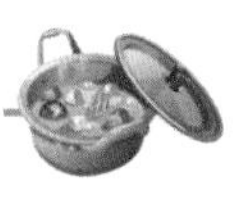

做法指导

1.油菜的食用方法较多，可炒、烧、炝、扒，油菜心可做配料。
2.食用油菜时要现做现切，并用旺火爆炒，这样既可保持鲜脆，又可使其营养成分不被破坏。
3.吃剩的熟油菜过夜后会形成较多的亚硝酸盐，不要再吃，以免引发癌症。

油菜

油菜，又叫油白菜，苦菜，是十字花科植物油菜的嫩茎叶，原产我国，颜色深绿，帮如白菜，属十字花科白菜变种。南北广为栽培，四季均有供产。油菜中含多种营养素，所含的维生素C相当丰富。

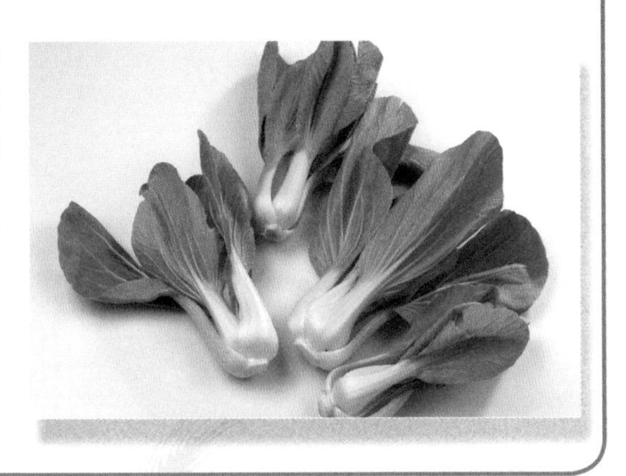

空心菜

空心菜又名蕹菜、无心菜、通心菜，为一年生或多年生草本，以绿叶和嫩茎供食用。原产于热带地区，广泛分布于东南亚。现我国华南、华中、华东和西南各地普遍栽培，是夏秋季的重要蔬菜。

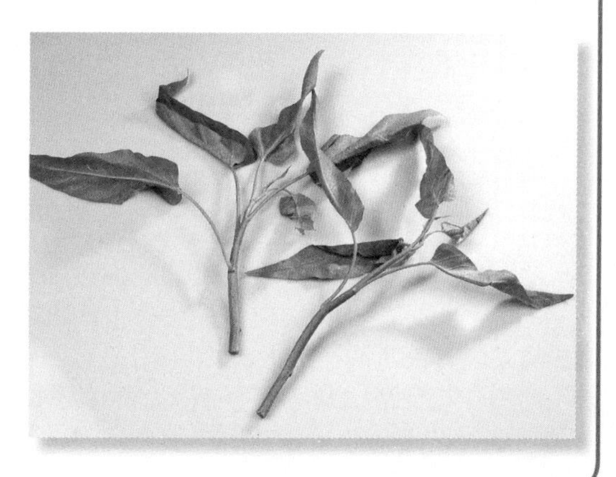

营养成分与药用功效

1.空心菜中粗纤维含量极为丰富，由纤维素、木质素和果胶等组成。果胶能使体内有毒物质加速排泄。

2.空心菜中的大量纤维素，可增强肠道蠕动，加速排便，对于防治便秘及减少肠道癌变有积极的作用。

3.空心菜中有丰富的维生素C和胡萝卜素，其维生素含量高于大白菜，这些物质有助于增强体质，防病抗病。

4.空心菜中的叶绿素，可洁齿防龋，润泽皮肤。

适合人群

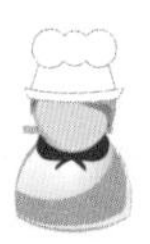

1.一般人皆可食用。

2.空心菜性寒滑利，故体质虚弱、脾胃虚寒、大便溏泄者不宜多食，血压偏低、胃寒者慎食。

做法指导

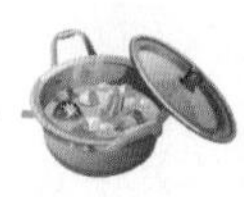

1.空心菜的品质要求：以叶大、色绿、柔嫩者为佳。

2.空心菜要择去茎部的老梗，因为加热的时间过短，会生涩难咽。

3.空心菜宜旺火快炒，避免营养流失。

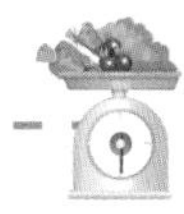

营养成分与药用功效

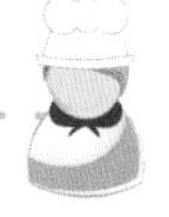

1.木耳菜富含维生素A、维生素C、B族维生素和少量蛋白质，而且热量低、脂肪少，有降血压、益肝、清热凉血、利尿、防止便秘等功效，
2.木耳菜的营养素含量极其丰富，尤其钙、铁等含量甚高，除蛋白质含量比苋菜稍少之外，其他与苋菜不相上下。
3.木耳菜的钙含量很高，且草酸含量极低，是补钙的优选经济菜。
4.木耳菜菜叶中富含一种黏液，对抗癌防癌有一定的作用。

适合人群

1.一般人皆可食用。
2.极适宜老年人食用。
3.脾胃虚寒者慎食。

做法指导

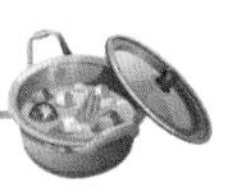

1.木耳菜质地柔嫩细软，风味好，适宜小炒或做汤。
2.木耳菜适宜素炒，要用旺火快炒，炒的时间长了易出黏液。
3.出锅前放入盐、味精和蒜末，不宜放酱油。
4.木耳菜做汤时可加鸡蛋或肉丝，风味更佳。

木耳菜

又名落葵、西洋菜、豆腐菜，因叶子近似圆形，肥厚而黏滑，像木耳的感觉，所以俗称木耳菜。

原产于我国和印度，以嫩茎叶供食用，木耳菜的嫩叶烹调后清香鲜美，口感嫩滑。

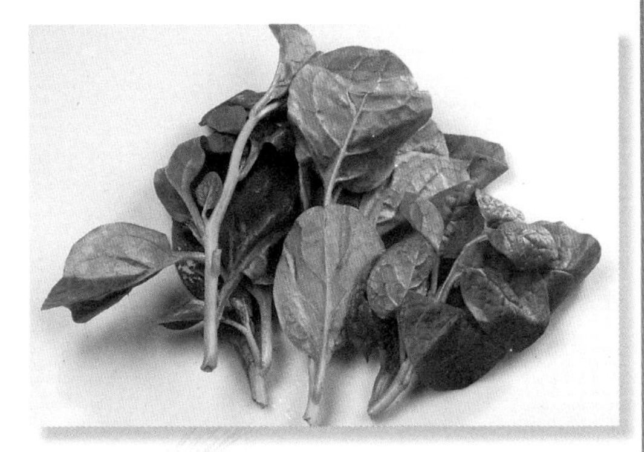

茼蒿

茼蒿为菊科植物，又名蓬蒿、菊花菜、蒿菜、艾菜，菊属一年生或二年生草本植物。茼蒿的根、茎、叶、花都可入药，有清血、养心、降压、润肺、祛痰的功效。茼蒿具特殊香味，幼苗或嫩茎叶供炒、凉拌、做汤食用。欧洲将茼蒿作为花坛花卉。

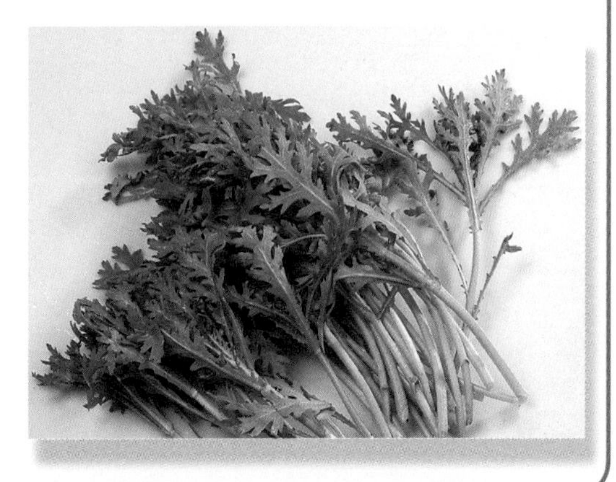

营养成分与药用功效

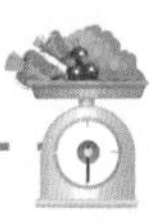

1.茼蒿含有丰富的维生素、胡萝卜素及多种氨基酸，可以养心安神、降压补脑、清血化痰、润肺补肝、稳定情绪、防止记忆力减退，但胃虚腹泻者不宜多食。
2.茼蒿中含有特殊香味的挥发油，有助于宽中理气、消食开胃、增进食欲，并且其所含粗纤维有助于肠道蠕动，促进排便，达到通腑利肠的目的。
3.茼蒿中含有多种氨基酸及较高量的钠、钾等矿物质，能调节体内水的代谢，通利小便，消除水肿。

适合人群

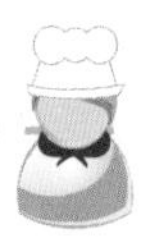

1.一般人皆可食用。
2.茼蒿辛香滑利，腹泻者不宜多食。

做法指导

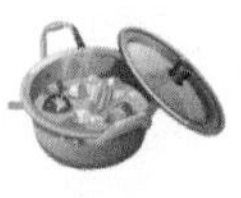

1.茼蒿可做汤、凉拌或小炒。
2.茼蒿中的芳香精油遇热易挥发，烹调时应旺火快炒。

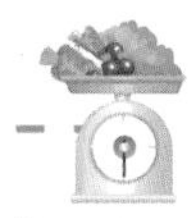

营养成分与药用功效

1.生菜中含有膳食纤维和维生素C，有消除多余脂肪的作用，故又称为“减肥菜。”
2.生菜茎叶中含有莴苣素，味微苦，具有镇痛催眠、降低胆固醇、辅助治疗神经衰弱等功效。
3.生菜中含有甘露醇等有效成分，有利尿和促进血液循环的作用。
4.生菜中还含有一种“干扰素诱生剂”，可刺激人体正常细胞产生干扰素，继而产生一种“抗病毒蛋白”抑制病毒。

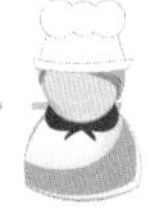

适合人群

1.一般人皆可食用。
2.生菜性凉，尿频、胃寒者不宜多食。

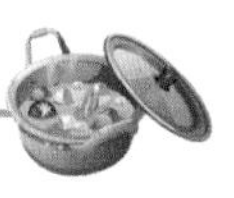

做法指导

1.生菜可能有农药化肥的残留，一定要洗净。
2.生菜对乙烯极为敏感，储藏时应远离苹果、梨和香蕉，以免诱发赤褐斑点。
3.生菜无论是炒还是煮，时间都不要太长，这样可以保持生菜脆嫩的口感。
4.将生菜洗净，加入适量色拉酱直接食用，女性常食有利于保持苗条的身材。

生菜

生菜是叶用莴苣的俗称，菊科莴苣属，为一年生或二年生草本作物，是欧美国家的大众蔬菜，深受人们喜爱。生菜原产欧洲地中海沿岸，由野生种驯化而来，古希腊人、罗马人最早食用。生菜传入我国的历史较悠久，东南沿海以及大城市近郊、两广地区栽培较多，特别是台湾种植尤为普遍。

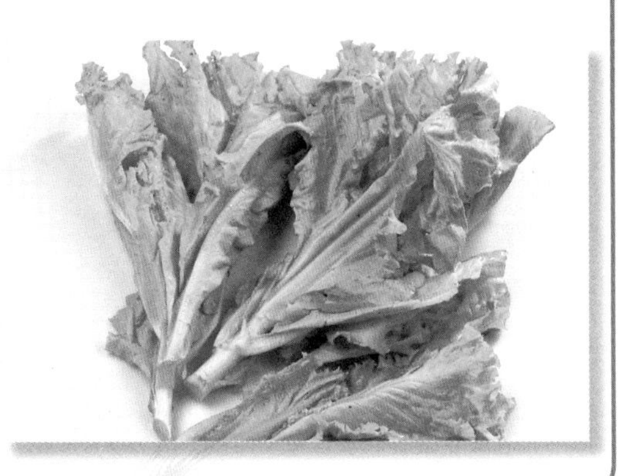

香菜

香菜是人们最熟悉不过的提味蔬菜，北方人俗称“芫荽”，状似芹菜，叶小且嫩，茎纤细，味浓香，是汤品的佳配。

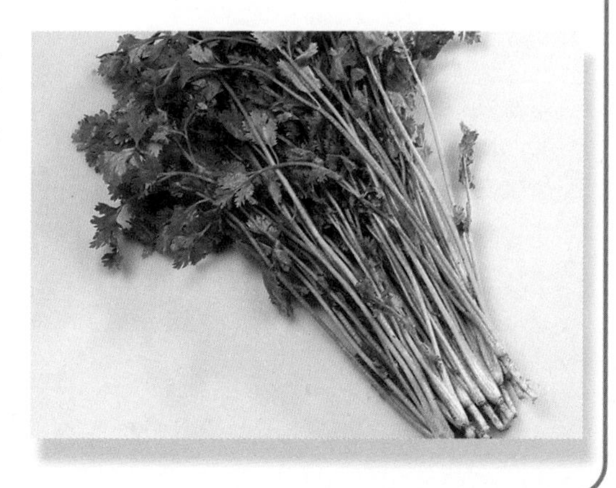

营养成分与药用功效

1.香菜具有芳香健胃、驱风解毒之功效，《本草纲目》称“芫荽性味辛温香窜，内通心脾，外达四肢”，能解表治感冒、利大肠、利尿、促进血液循环。
2.香菜中含有许多挥发油，其特殊的香气就是挥发油散发出来的。它能祛除肉类的腥膻味，因此在一些菜肴中加些香菜，能起到祛腥膻、增味道的独特功效。
3.香菜的特殊香味能刺激汗腺分泌，具有显著的发汗、清热、透疹的功效。
4.香菜辛香升散，能促进胃肠蠕动，具有开胃醒脾的作用。
5.服用补药和中药白术、丹皮时，不宜同食香菜，以免降低补药的疗效。
6.腐烂、发黄的香菜不要食用，因为这样的香菜已经没有了香气，而且可能会产生毒素。
7.香菜还可开胃消郁，止痛解毒。

适合人群

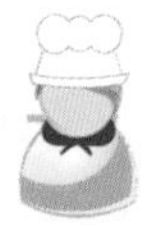

1.一般人皆可食用。
2.尤其适合感冒、食欲不振、出麻疹小儿食用。

做法指导

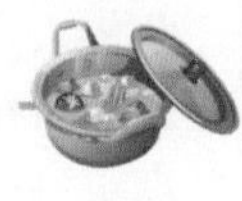

1.香菜以颜色青绿、香气浓郁、质地脆嫩、无黄叶者为佳。
2.香菜是重要的香辛菜，尤其适宜做汤。
3.香菜鲜叶可增加菜肴的香味，点缀色彩，亦可矫鱼腥味。

营养成分与药用功效

1.菜花的营养较一般蔬菜丰富，含有蛋白质、膳食纤维、维生素A、B族维生素、维生素C和钙、磷、铁等矿物质。
2.菜花质地细嫩，味甘鲜美，食后极易消化吸收，其嫩茎纤维，烹炒后柔嫩可口，尤其适宜中老年人、小孩和脾胃虚弱者食用。
3.菜花含有抗氧化、防癌的微量元素，长期食用可以减少乳腺癌、直肠癌及胃癌等癌症的发生。
4.菜花是含有类黄酮最多的食物之一。类黄酮除了可以防止感染，还是最好的血管清理剂，能防止血小板凝结成块，因而减少心脏病与中风的危险。
5.菜花含丰富的维生素C，可增强肝脏解毒能力，并能提高肌体的免疫力，防止感冒和坏血病的发生。

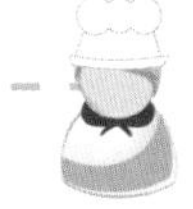

适合人群

一般人皆可食用，无特殊禁忌。

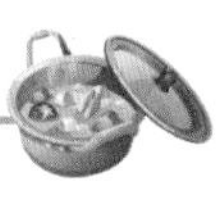

做法指导

1.菜花可用于小炒、凉拌等。
2.菜花易生虫，并常残留农药，所以吃之前宜在盐水里浸泡片刻。
3.吃菜花的时候要细细咀嚼，才更有利于营养的吸收。
4.菜花不宜烹制过烂。

菜花

菜花属十字花科，是甘蓝的变种，原产地中海沿岸，花茎可食，为洁白、短缩、肥嫩的花蕾、花枝、花轴等聚合而成的花球，粗纤维含量少，品质鲜嫩，是一种营养丰富、风味鲜美的蔬菜。

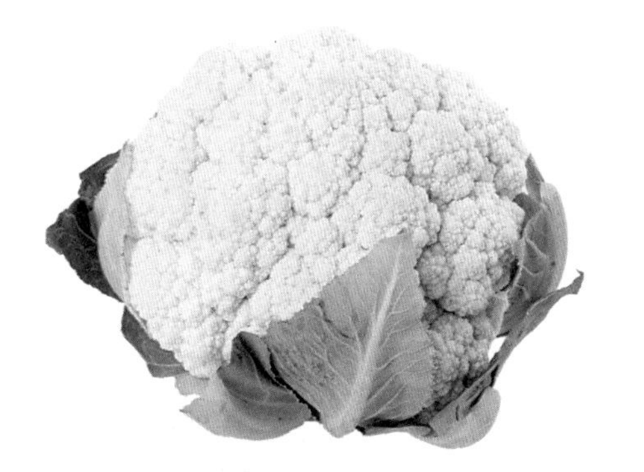

葱头

葱头为百合科草本植物，二年生或多年生，原产亚洲西部，在我国各地均有栽培，四季都有供应。葱头供食用的部位为地下的肥大鳞茎(即葱头)。根据其皮色可分为白皮、黄皮和红皮三种。红皮种鳞茎大，外皮为紫红色或暗粉红色，肉白里带红，组织致密，质地较脆，肉质不及黄皮种细嫩，水分较多，辣味较重，但耐贮藏。

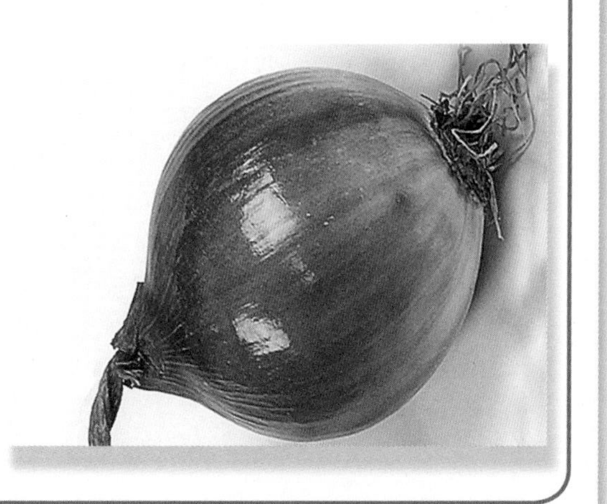

营养成分与药用功效

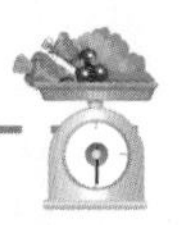

1.葱头含有一种称为硫化丙烯的油性挥发物，有较强的杀菌作用，能祛风散寒。
2.葱头营养丰富，气味辛辣，能刺激胃、肠及消化腺分泌，增进食欲，促进消化。
3.葱头不含脂肪，含有可降低胆固醇的含硫化合物的混合物，可用于治疗消化不良、食欲不振、食积内停等症。
4.葱头是目前所知唯一含前列腺素A的食物，经常食用对高血压、高血脂和心脑血管病人都有保健作用。
5.葱头中含有天然抗癌物质，可抑制癌细胞的生长，从而辅助防癌抗癌。
6.葱头所含的微量元素硒是一种很强的抗氧化剂，能消除体内的自由基，增强细胞的活力和代谢能力，具有防癌抗衰老的功效。

适合人群

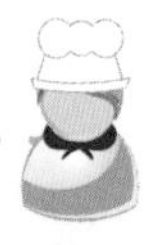

1.一般人皆可食用。
2.特别适宜高血压、高血脂、动脉硬化等心血管疾病、糖尿病、癌症、急慢性肠炎、痢疾患者以及消化不良者。
3. 凡有皮肤瘙痒性疾病、眼疾以及胃病、肺部感染者应少食。热病患者应慎食。

做法指导

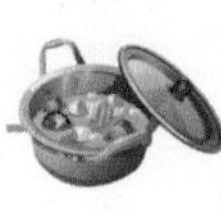

1.葱头切去根部，剥去老皮，洗净泥沙，生食、熟食均可。
2.葱头是西餐的主要蔬菜之一，可以做汤，做配料、调料和冷菜。
3.葱头所含香辣味对眼睛有刺激作用，患有眼疾、眼部充血时，不宜切葱头。
4.葱头不宜加热过久，以有些微辣味为佳。

营养成分与药用功效

1.冬瓜是一种低热能蔬菜，可防止体内脂肪堆积，对防治高血压、动脉粥样硬化、减肥、美容有良好的效果。
2.冬瓜瓤中含有葫芦巴碱，它能帮助人体新陈代谢，抑制糖类转化为脂肪。
3.冬瓜子中含有油酸，具有抑制体内黑色素沉积的活性，有良好的润肤美容作用。
4.冬瓜有利尿消肿的功效。
5.冬瓜中的膳食纤维含量很高，能有效地改善血糖水平。另外，膳食纤维还能降低体内胆固醇，降血脂，防止动脉粥样硬化。冬瓜中的粗纤维，能刺激肠道蠕动，有很好的通便效果。

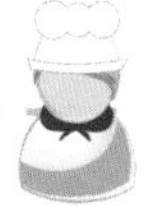

适合人群

1.一般人皆可食用。
2.特别适宜肾病、糖尿病、高血压、冠心病患者食用。
3.冬瓜性寒凉，脾胃虚寒易泄者不宜食用。

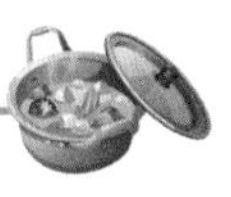

做法指导

1.可炒食、做汤等。
2.冬瓜性凉，不宜生食。
3.冬瓜是一种解热利尿比较理想的食物，连皮一起煮汤，效果更明显。

冬瓜

冬瓜属葫芦科一年生蔓性植物，原产于我国南部及印度，我国南北各地均有栽培，主要供应季节为夏秋季。取名冬瓜是因为瓜熟之际，表面上有一层白粉状的东西，就像冬天所结的白霜，因此冬瓜又称白瓜。冬瓜是传统的秋令蔬菜之一，其显著特征是体积大、水分多、热量低。

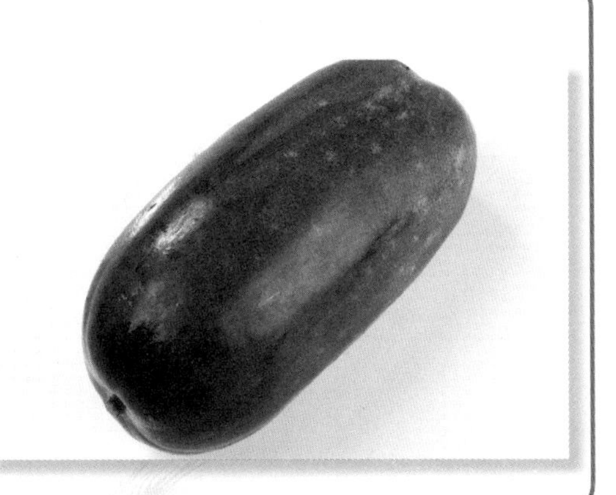

黄瓜

黄瓜最初叫“胡瓜”，因为是西汉时从西域引进的。李时珍说：“张骞使西域得种，故名胡瓜。”黄瓜性味甘凉，入脾、胃、大肠，入手、足太阴经，除热、利水、解毒，治烦渴、咽喉肿痛、火眼、烫火伤。黄瓜的含水量丰富，脆嫩清香，味道鲜美，而且营养丰富，含有一定的维生素，是可以美容的蔬菜，被称为“厨房里的美容剂”。

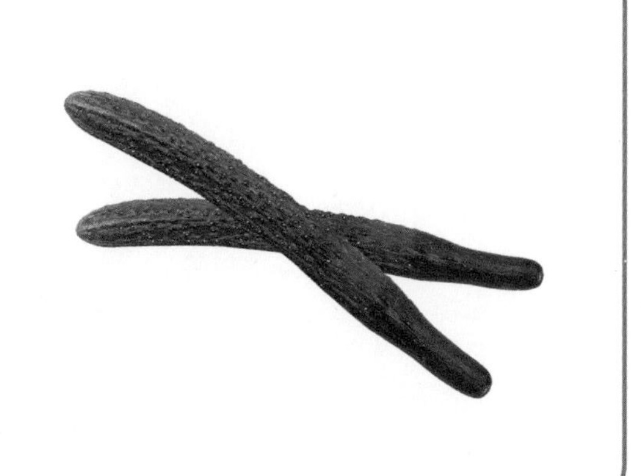

营养成分与药用功效

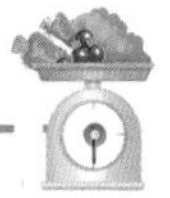

1.黄瓜中含有的维生素C可以提高人体免疫功能，辅助抗肿瘤。
2.黄瓜中的黄瓜酶，有很强的生物活性，能有效地促进肌体的新陈代谢。
3.用黄瓜捣汁涂擦皮肤，可润肤、舒展皱纹。
4.黄瓜中所含的丙氨酸、精氨酸和谷胺酰胺对肝脏病人特别是对酒精肝硬化患者有一定辅助治疗作用，可防酒精中毒。
5.黄瓜中的葡萄糖、果糖等含量低，故糖尿病人以黄瓜代替部分食物充饥，血糖不会升高，甚至会降低。
6.黄瓜中的纤维素对促进人体肠道内代谢物质的排除，以及降低胆固醇有一定作用，能强身健体。

适合人群

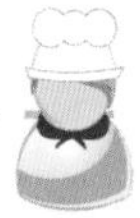

1.一般人皆可食用。
2.特别适宜糖尿病患者食用。
3.脾胃虚弱、腹痛腹泻、肺寒咳嗽者应少食。

做法指导

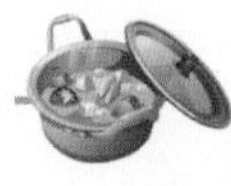

1.黄瓜中所含维生素较少，因此吃黄瓜时应同时吃些其他的蔬果。
2.黄瓜尾部含有较多的苦味素，苦味素有抗癌的作用，所以不要丢弃黄瓜尾部。
3.有肝病、心血管病、肠胃病以及高血压的人要尽量少吃腌黄瓜。

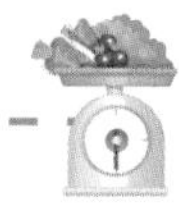

营养成分与药用功效

1.苦瓜的新鲜汁液，含有苦瓜苷和苦味素，能增进食欲，健脾开胃，具有辅助降血糖作用，是糖尿病患者的理想食品。
2.苦瓜为典型的高钾食品，有人称它为“苦味降压菜”，有很好的降血压效果，还有泻火除烦作用。
3.苦瓜所含的生物碱类物质奎宁，有利尿活血、消炎退热、清心明目的功效。
4.苦瓜的蛋白质成分及大量维生素C能提高肌体的免疫功能，使免疫细胞增强杀灭癌细胞的作用。
5.苦瓜、鸡蛋同食能使铁质吸收得更好，保护骨骼、牙齿及血管，并有健胃的功效，能辅助治疗胃痛、眼痛、感冒、伤寒和腹泻、呕吐等。
6.苦瓜还具有一种苦味成分，能抑制过度兴奋的体温中枢，起到消暑解热作用。

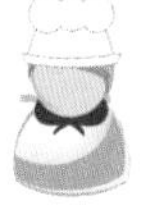

适合人群

1.一般人皆可食用。
2.苦瓜性凉，脾胃虚寒者不宜食用。
3.幼儿不宜食用苦瓜。

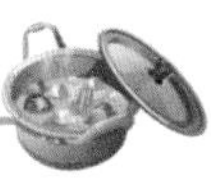

做法指导

1.苦瓜中的草酸会妨碍食物中的钙吸收，因此，在烹制之前应先把苦瓜焯一下，去除草酸。
2.苦瓜太苦时，可以滴入少许白醋，去除苦味。
3.苦瓜最好连皮吃，但在烹制前要用软毛刷刷洗干净。

苦瓜

苦瓜又叫癞瓜，是葫芦科植物，为一年生攀援草本，茎、枝、叶柄及花梗披有柔毛，腋生卷须。春夏之交开花，雌雄同株。苦瓜具有特殊的苦味。苦瓜具有一般蔬菜难以相比的神奇作用，比如用苦瓜烧鱼，鱼块绝不沾苦味，故苦瓜又有“君子菜”的雅称。

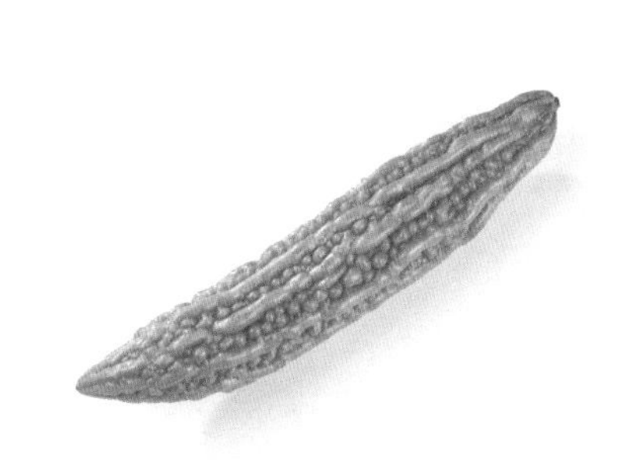

南瓜

南瓜又称倭瓜、饭瓜，可当菜又可代粮，很早就传入我国，在国内广泛栽种，因此有“中国南瓜”之说。南瓜不但味美可口，还具有一定的食疗价值。

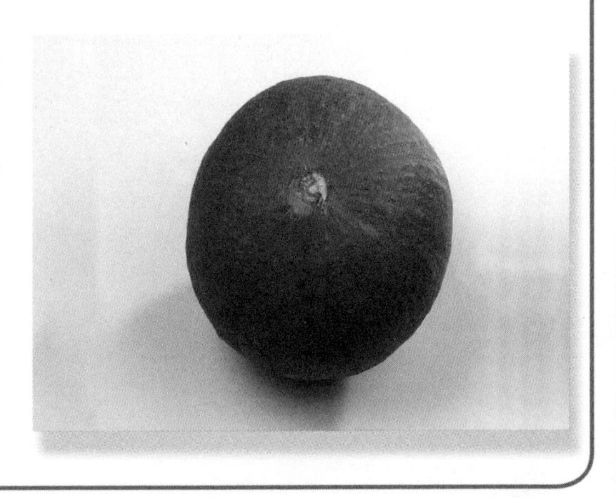

营养成分与药用功效

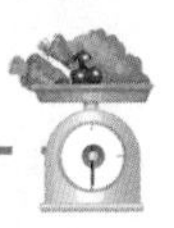

1.中医认为，南瓜性温，具有预防高血压、防癌、护肝健肾、促进消化的功效，尤其适合肥胖者和中老年人食用。
2.南瓜含有丰富的果胶，有很好的吸附性，能黏附和消除体内细菌毒素和其他有害物质，如重金属中的铅、汞和放射性元素，可起到一定的解毒作用。
3.南瓜所含的果胶还可以保护胃肠道黏膜免受粗糙食品刺激，促进溃疡愈合，尤其适于胃病患者。
4.南瓜有促进胆汁分泌、加强胃肠蠕动、帮助食物消化的功效。
5.南瓜中钴的含量较高，对防治糖尿病、降低血糖有特殊的功效。
6.南瓜中含有丰富的锌，对人体内核酸、蛋白质的合成及促进人体的生长发育有重要作用。

适合人群

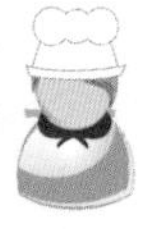

1.一般人皆可食用。
2.肥胖患者、糖尿病患者可适量食用。

做法指导

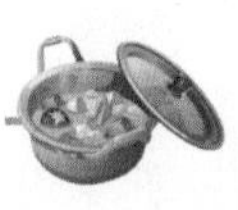

1.南瓜可蒸、煮、炒，或做汤。
2.糖尿病患者可把南瓜制成南瓜粉，以便长期少量食用。
3.取南瓜适量，洗净切片，用盐腌6小时后，加食醋凉拌配餐，可减淡面部色素沉着，防治青春痘。

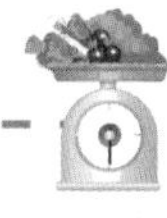

营养成分与药用功效

1.中医认为，丝瓜性平味甘，有清暑凉血、解毒通便、祛风化痰、润肤美容、利水消肿、通经络，行血脉、下乳汁等功效。
2.丝瓜中维生素C含量较高，可用于预防各种维生素C缺乏症。
3.丝瓜中B族维生素等含量高，常食对小儿大脑发育及中老年人大脑健康很有益。
4.丝瓜提取物对乙型脑炎病毒有明显预防作用，还有很强的抗过敏作用。
5.丝瓜中含防止皮肤老化的维生素B_1，美白皮肤的维生素C等成分，能保护皮肤、消除斑块，使皮肤洁白、细嫩，是不可多得的美容佳品，故丝瓜汁有“美人水”之称。
6.经常适量食用丝瓜，对调理月经也有帮助。

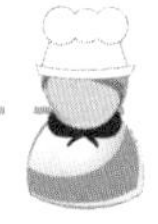

适合人群

1.一般人皆可食用。
2.尤其适宜月经不调、身体疲乏者食用。
3.体虚内寒、腹泻者不宜多食。

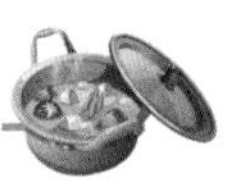

做法指导

1.丝瓜不宜生吃，可热炒、做汤。
2.丝瓜汁水丰富，宜现切现做，以免营养成分随汁水流走。
3.烹制丝瓜时应注意少用油，可勾稀芡，用味精或胡椒粉提味，这样才能突出丝瓜香嫩的特点。
4.丝瓜的味道清甜，烹制时不宜加酱油和豆瓣酱等口味较重的酱料，以免抢味。

丝瓜

丝瓜又称吊瓜，原产于东南亚，明代引种到我国。在瓜类中丝瓜所含各类营养成分较高，所含皂苷类物质、丝瓜苦味质、黏液质、木胶、瓜氨酸、木聚糖和干扰素等物质具有特殊的食疗作用。

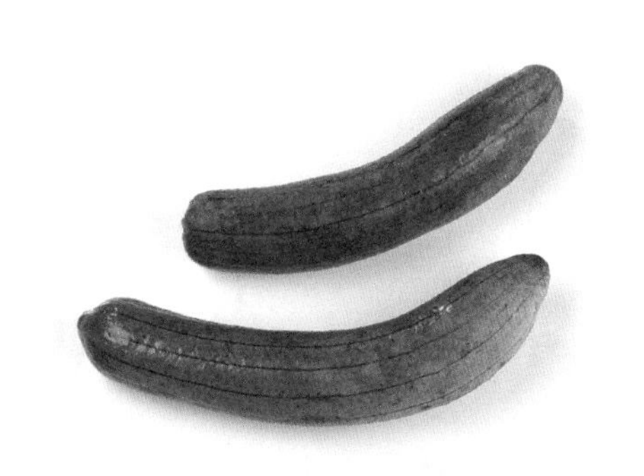

茭瓜

茭瓜学名西葫芦，又名云南小瓜、美洲南瓜，是南瓜的变种，为一年生草质藤本，叶面粗糙多刺，叶柄长而中空，雌雄同株，花单生于叶腋，鲜黄或橙黄色。原产地是北美洲南部，19世纪中叶引进我国。茭瓜皮薄、肉厚、子少、汁多，非常可口且营养丰富。

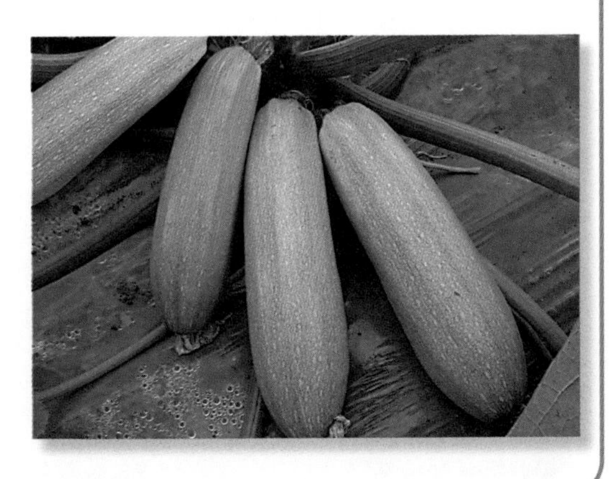

营养成分与药用功效

1.中医认为，茭瓜具有清热利尿、除烦止渴、润肺止咳、消肿散结之功效，可用于辅助治疗水肿腹胀、烦渴、疮毒以及肾炎、肝硬化腹水等症。
2.茭瓜富含水分，有润泽肌肤的作用。

适合人群

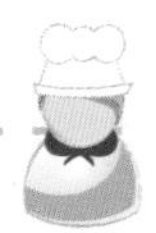

1.一般人皆可食用。
2.脾胃虚寒者可适量食用。

做法指导

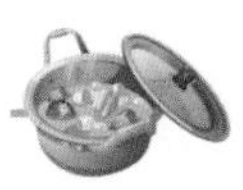

1.茭瓜可荤可素，可菜可馅。
2.茭瓜不宜生吃，也不宜烹制得太烂，以免损失营养。
3.将茭瓜切片，焯水后凉拌，非常爽口。
4.用茭瓜做馅时，不可将水挤干，这样影响口感的同时会造成营养流失。
5.茭瓜与鸡蛋同炒，不仅美味而且营养互补。

营养成分与药用功效

1.胡萝卜含有大量胡萝卜素，有补肝明目的作用，可治疗夜盲症。
2.胡萝卜含有植物纤维，吸水性强，在肠道中体积容易膨胀，是肠道中的“充盈物质”，可加强肠道的蠕动，从而利膈宽肠，通便防癌。
3.维生素A是骨骼生长发育的必需物质，有助于细胞增殖与生长，是肌体生长的要素，尤其对促进婴幼儿的生长发育具有重要意义。胡萝卜素在肝脏中转变成维生素A，有助于增强肌体的免疫功能，在预防上皮细胞癌变的过程中具有重要作用。
4.胡萝卜含有降糖物质，是糖尿病患者的良好食品。
5.胡萝卜具有下气补中、降压、降糖、强心作用，是高血压、冠心病患者的食疗佳品。

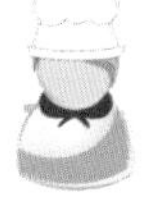

适合人群

一般人皆可食用，无特殊禁忌。

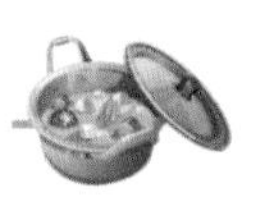

做法指导

1.烹调胡萝卜时，不要加醋，以免胡萝卜素损失；另外不要过量食用，有的人大量摄入胡萝卜素会令皮肤的色素产生变化，变成橙黄色（停用后可恢复正常）。
2.胡萝卜素和维生素A是脂溶性物质，所以应当用油炒熟或者和肉类一起炖煮后再食用，以利于吸收。

胡萝卜

胡萝卜原产中亚一带，元末传入我国，故称胡萝卜，又名金笋、丁香萝卜，为伞形科草本植物，通常两年生，直根可食。常见品种中，根呈球状或锥状，橘黄色、白色、黄色或紫色。地中海地区早在公元前就已栽培胡萝卜，现栽培于整个温带地区。

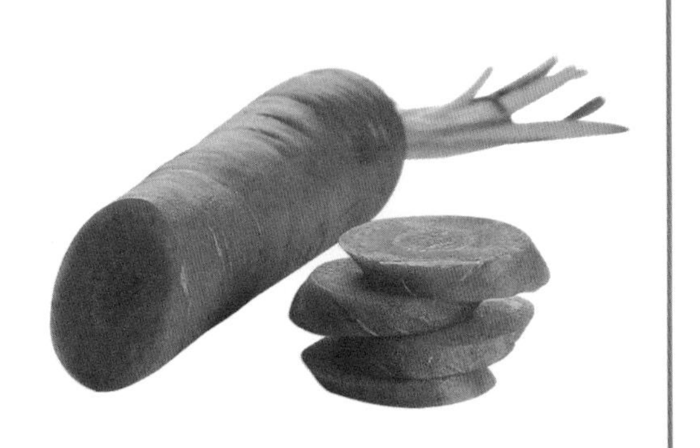

萝卜

萝卜又名莱菔、罗服。我国萝卜栽培食用历史悠久，早在《诗经》中就有关于萝卜的记载。我国栽培的萝卜在植物学上统称为中国萝卜，自古就盛行，明代时已遍及全国。多年以来形成了许多优良品种，其中东北绿星大红萝卜、天津青萝卜就是地方优良品种之一。

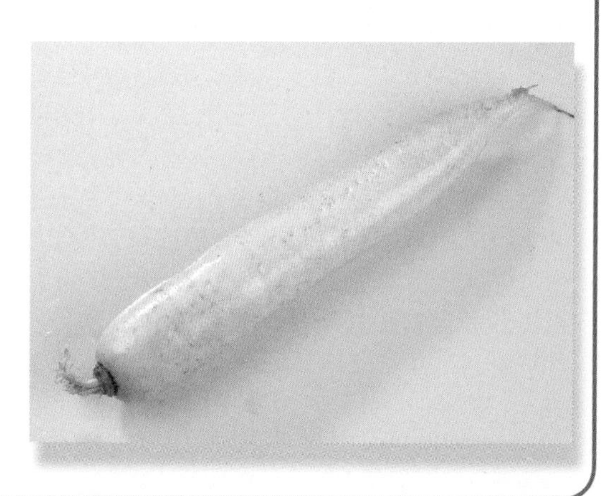

营养成分与药用功效

1.中医认为，萝卜性凉，味辛甘，可消积滞、化痰清热、下气宽中、解毒。常吃萝卜可降低血脂、软化血管、稳定血压，预防冠心病、动脉硬化、胆石症等疾病。
2.萝卜营养丰富，有很好的食用、医疗价值，民间有“冬吃萝卜夏吃姜，一年四季保安康”的说法。
3.萝卜所含热量较少，纤维素较多，吃后易产生饱胀感，这些都有助于减肥。
4.萝卜能诱导人体自身产生干扰素，增强肌体免疫力，并能抑制癌细胞的生长，对防癌、抗癌有重要作用。
5.萝卜中的芥子油和粗纤维可促进胃肠蠕动，有助于体内废物的排出。
6.服用人参、西洋参时不要同时吃萝卜，以免药效相反，起不到补益作用。
7.萝卜种类繁多，生吃以汁多辣味轻者为好，平时不爱吃凉性食物者以熟食为宜。
8.萝卜含有木质素，能提高巨噬细胞的活力；此外，萝卜所含的多种酶，能分解致癌的亚硝胺，具有防癌作用。

适合人群

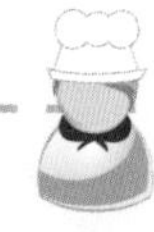

一般人皆可食用。

做法指导

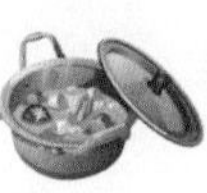

1.萝卜可用于制作菜肴，炒、炖、凉拌等俱佳。
2.可作为水果生吃，味道鲜美。
3.还可制作泡菜，腌制酱菜。
4.可做药膳、煎汤、捣汁饮，或外敷患处。

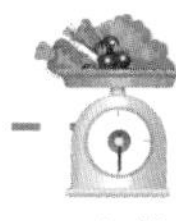

营养成分与药用功效

1.黄豆芽具有清热明目、补气养血、防止牙龈出血、防止心血管硬化及降低胆固醇等功效。
2.春天是维生素B_2缺乏症的多发季节，此时多吃些黄豆芽可以有效地防治维生素B_2缺乏症。
3.黄豆芽中所含的维生素E能保护皮肤和毛细血管，防止动脉硬化，防治老年高血压。
4.黄豆芽所含的维生素C，是美容食品。常吃黄豆芽能营养毛发，使头发保持乌黑光亮，对面部雀斑有较好的淡化效果。
5.黄豆芽配豆腐炖排骨汤，对脾胃火旺、消化不良者很适宜。

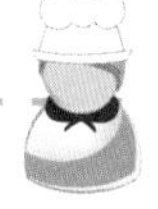

适合人群

1.一般人皆可食用。
2. 青少年、孕妇可多食。
3. 脾胃虚寒者慎食。

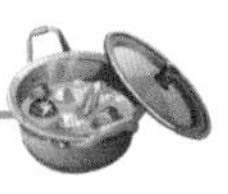

做法指导

1.在发制黄豆芽时要控制豆芽不要生得过长。
2.烹制黄豆芽时一定要注意掌握好时间，没熟透的黄豆芽往往带点涩味。
3.如果黄豆芽看起来肥胖鲜嫩，并有一股难闻的化肥味，可能含有激素，不宜食用。

黄豆芽

黄豆芽是由黄豆发制的，是营养丰富、味道鲜美的蔬菜，含有丰富的蛋白质和维生素，同时黄豆芽中新产生的叶绿素成分也有利于身体健康。

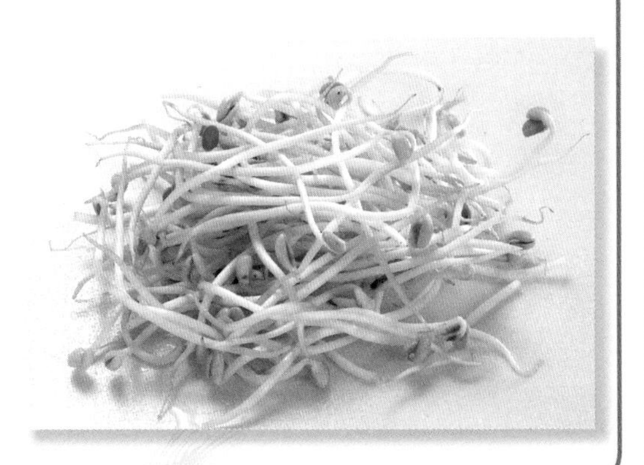

绿豆芽

芽菜中绿豆芽最为便宜，而且营养丰富，是自然食用主义者所推崇的食品之一。绿豆在发芽的过程中，维生素C增加很多，可达绿豆原含量的7倍，所以绿豆芽的营养价值比绿豆更高。

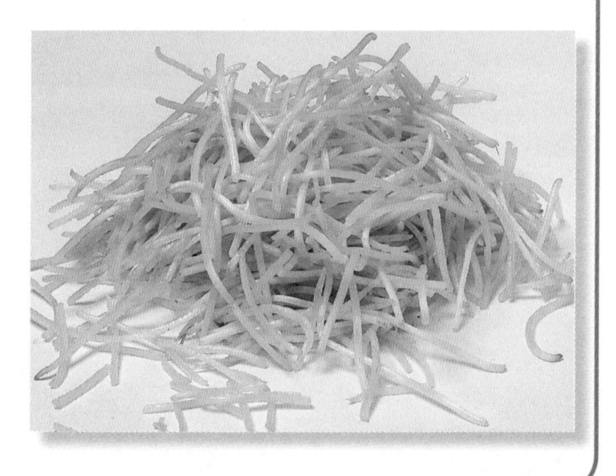

营养成分与药用功效

1.绿豆芽除富含维生素C还富含纤维素，是便秘患者的健康蔬菜，有预防消化道癌症（食道癌、胃癌、直肠癌）的功效。
2.绿豆芽的热量很低，而水分和纤维素含量很高，常吃绿豆芽，有很好的减肥效果。
3. 豆芽中含有丰富的维生素C，可预防和治疗坏血病。

适合人群

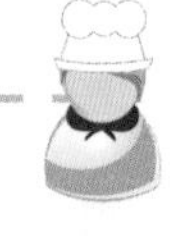

一般人皆可食用。

做法指导

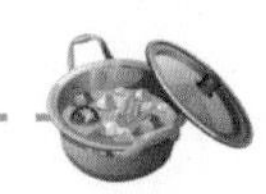

1.烹调绿豆芽时油盐不宜太多，要尽量保持其清淡的性味和爽口的特点。
2.炒豆芽时，先加点黄油，然后再放盐，能去掉豆腥味。
3.烹调过程要迅速，或用油急速快炒，或用沸水略余后立刻取出调味食用。
4. 绿豆芽性寒，烹调时应配上少许姜丝，以中和它的寒性，十分适于夏季食用。

营养成分与药用功效

1.豌豆苗营养丰富，含有人体必需的多种氨基酸。
2.豌豆苗含钙质、B族维生素、维生素C和胡萝卜素，有利尿、止泻、消肿、止痛和助消化等作用。
3.常食豌豆苗能使肌肤清爽不油腻。

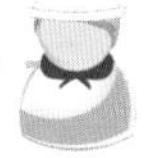

适合人群

一般人皆可食用。

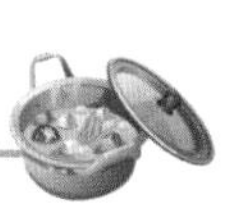

做法指导

1.豌豆苗可用来热炒、涮锅，为餐桌上的上乘蔬菜。
2.豌豆苗颜色嫩绿，具有豌豆的清香味，最宜用于做汤。
3.烹制方法适于旺火快速。

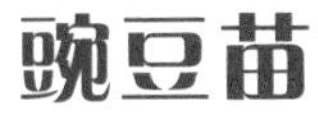

豌豆苗又名寒豆苗，为豆科植物豌豆的嫩苗。豌豆苗的供食部位是嫩梢和嫩叶，味清香、质柔嫩、滑润适口，色、香、味俱佳，营养价值高，吃起来清香滑嫩，味道鲜美独特。

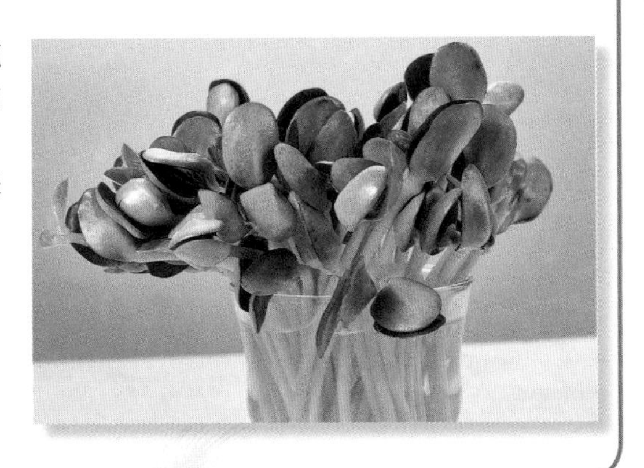

荷兰豆

荷兰豆属豆科植物，起源于亚洲西部、地中海地区和埃塞俄比亚，因其适应性很强，在全世界的地理分布很广。荷兰豆在我国已有2000多年的栽培历史，现在各地均有栽培，主要产区有四川、河南、湖北、江苏、青海等十多个省、自治区。

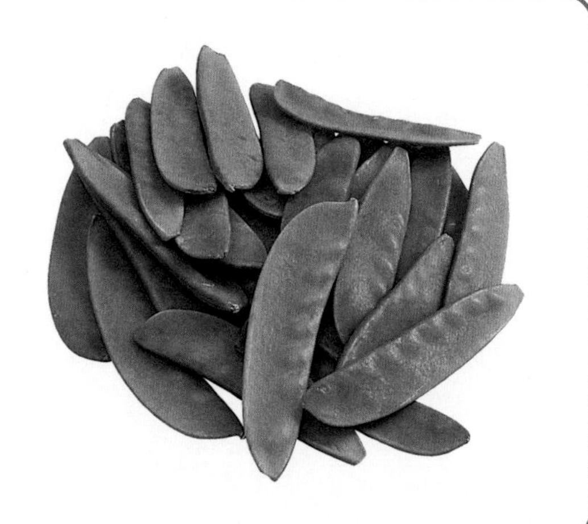

营养成分与药用功效

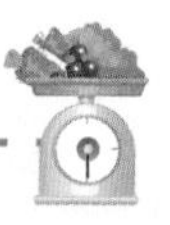

1.荷兰豆对增强人体新陈代谢功能有十分重要的作用，是西方国家主要食用蔬菜品种之一。

2.荷兰豆营养价值高，风味鲜美，并具有延缓衰老、美容保健功能。

3.荷兰豆炒熟食后颜色翠绿，清脆利口。

4.经常食用荷兰豆，对脾胃虚弱、小腹胀满、呕吐泻痢、产后乳汁不下、烦热口渴均有疗效。

5.荷兰豆能益脾和胃、生津止渴、和中下气、除呃逆、止泻痢、通利小便。

适合人群

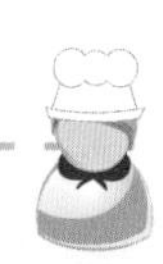

一般人皆可食用 。

做法指导

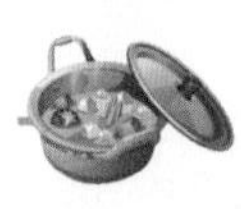

荷兰豆必须完全烹制熟后才可以食用，否则可能发生中毒。

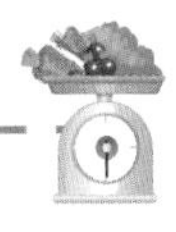

营养成分与药用功效

1.芸豆富含蛋白质和多种氨基酸，常食可健脾胃、增进食欲。
2.芸豆还是一种难得的高钾、高镁、低钠食物。
3.常食芸豆，可加速肌肤新陈代谢，缓解皮肤、头发的干燥。
4.芸豆中的皂苷类物质能促进脂肪代谢，所含的膳食纤维还可加快食物通过肠道的时间，多吃芸豆对减肥有较好的效果。

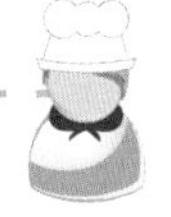

适合人群

1.一般人皆可食用。
2.尤其适合心脏病、动脉硬化、高血脂、低血钾症和忌盐患者食用。
3.消化功能不良、慢性消化道疾病患者宜少食。

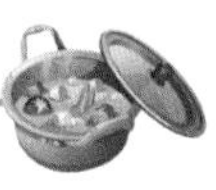

做法指导

1.芸豆无论清炒、和肉类同炖、完全焯熟后凉拌，都很符合人们的口味。
2.芸豆烹调前应将豆筋摘除，否则既影响口感，又不易消化。
3.生芸豆中含毒扁豆碱，有毒，只有在高温下才能被破坏，所以芸豆必须烹制熟透，消除其毒性，否则会引起中毒。

芸豆

芸豆学名菜豆，原产墨西哥和阿根廷，我国在16世纪末开始引种栽培，以大白芸豆、大黑花芸豆尤为著名。芸豆颗粒饱满肥大，色泽鲜明，营养丰富，可煮可炖，是制作糕点、豆馅、甜汤、豆沙的优质原料。中医认为，芸豆味甘平、性温，具有温中下气、利肠胃、止呃逆、益肾补元气等功用，是滋补食疗佳品。

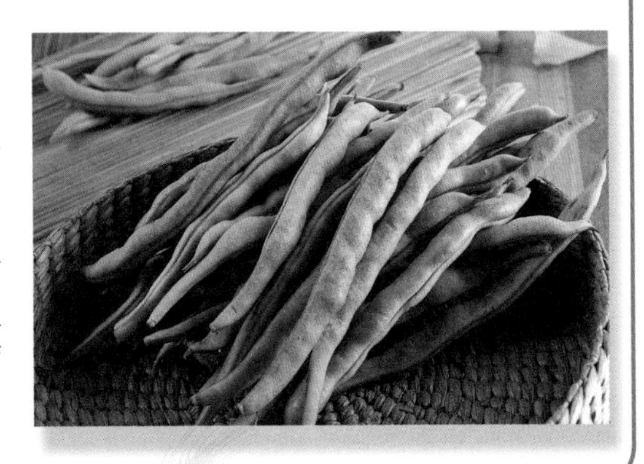

大葱

葱是一种很普遍的蔬菜，草本植物，叶子圆筒形，中间空，青色。葱白甘甜脆嫩。百合科葱属，多年生宿根草本，以叶鞘和叶片供食用。我国的主要栽培种为大葱。

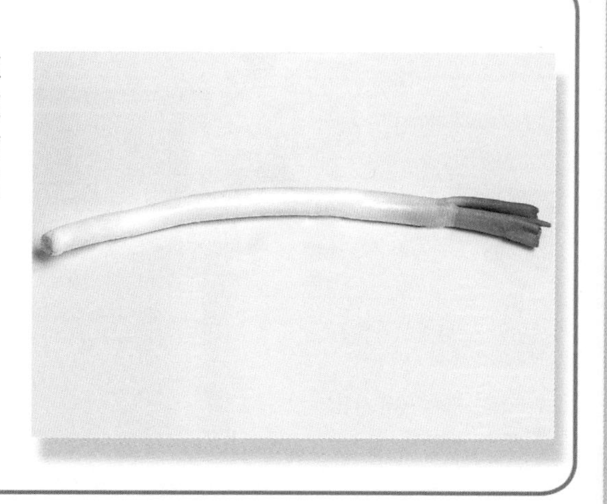

营养成分与药用功效

1.中医认为葱有杀菌、通乳、利尿、发汗和安眠等药效。
2.大葱含烯丙基硫醚，可刺激胃液的分泌，有助于增进食欲。
3.葱中含有相当量的维生素C，有舒张小血管、促进血液循环的作用，有助于防止血压升高所致的头晕，保持大脑灵活，预防老年痴呆。
4.葱含有微量元素硒，对预防胃癌及多种癌症有一定作用。
5.葱含有具有刺激性气味的挥发油和辣素，能产生特殊香气，并有较强的杀菌作用；挥发性辣素通过汗腺、呼吸道、泌尿系统排出时能轻微刺激相关腺体的分泌，而起到发汗、祛痰、利尿作用，是治疗感冒的中药之一。
6. 葱还有降血脂、降血压、降血糖的作用。

适合人群

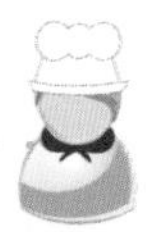

1.一般人皆可食用。
2.患有胃肠道疾病特别是溃疡病的人不宜多食；另外葱对汗腺刺激作用较强，有腋臭的人在夏季应慎食；表虚、多汗者应忌食。

做法指导

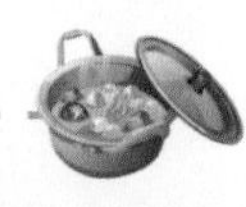

1. 葱可生吃、凉拌当小菜食用，作为调料，多用于荤、腥、膻以及其他有异味的菜肴、汤羹中，对其他菜肴、汤羹也起增味增香作用。葱不宜泡在水里或煮得过久。
2.人们习惯于在炒菜前将葱和姜切碎一起下油锅中炒至金黄后再将其他蔬菜倒入锅中炒。根据主料的不同，可切成葱段和葱末掺合使用，均不宜煎、炸过久。
3.在菜熟之后再撒上葱花，可使香味更可口，且可减少烯丙基硫醚的流失。

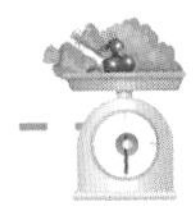

营养成分与药用功效

1.姜中的姜辣素进入体内后，能产生一种抗氧化酶，有很强的对抗氧自由基的本领，所以，吃姜能抗衰老，除“老年斑”。

2.姜的提取物能刺激胃黏膜，引起血管运动中枢及交感神经的反射性兴奋，促进血液循环，刺激胃蠕动，从而健胃、止痛、发汗、解热。

3.姜的挥发油能增强胃液的分泌和肠壁的蠕动，从而帮助消化；姜中分离出来的姜烯、姜酮的混合物有明显的止呕吐作用。

4.姜的提取液具有显著抑制皮肤真菌和杀阴道滴虫的功效，可治疗各种痈肿疮毒。

5.姜可煎汤内服，入菜炒食，或切片炙穴位。

6.姜具有解毒杀菌的作用，所以人们在吃松花蛋或鱼蟹等水产品时，通常会加一些姜末、姜汁。

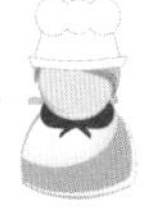

适合人群

1.一般人皆可食用。

2. 适宜伤风感冒、寒性痛经、晕车晕船者食用。

3. 阴虚内热及邪热亢盛者忌食。

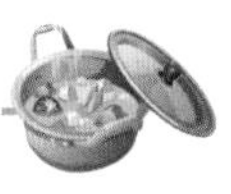

做法指导

1.烂姜、冻姜不要吃，因为姜变质后会产生致癌物。

2.冷冻肉加热前用姜汁浸渍，可使肉返鲜。

3.用汽水瓶或酒瓶盖周围的齿来削姜皮，既快又方便。

姜

姜又名生姜、黄姜，属姜科，为植物姜的干燥根茎或鲜根茎，多年生草本植物，具有辛辣味。原产印度、马来西亚，我国自古栽培。姜按用途和收获季节不同而有嫩姜和老姜之分。姜是一种极为重要的调味品，同时也可作为蔬菜单独食用，而且还是一味重要的中药材。

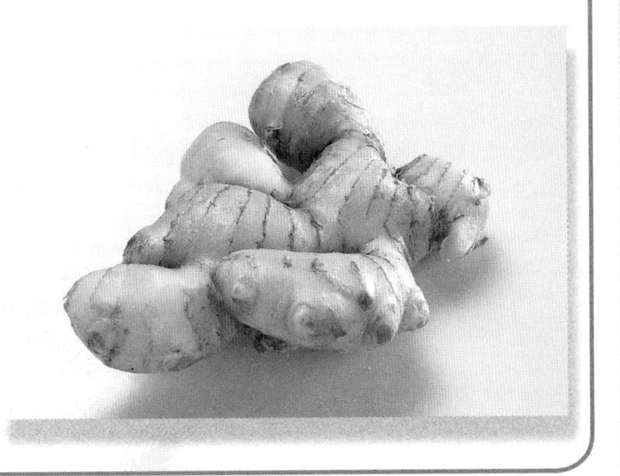

蒜

俗称大蒜，大约是汉朝张骞出使西域后引进的，是烹饪中不可缺少的调味品，南北风味的菜肴都离不开大蒜。大蒜既能调味，又能防病健身，被人们誉为“天然抗生素”。

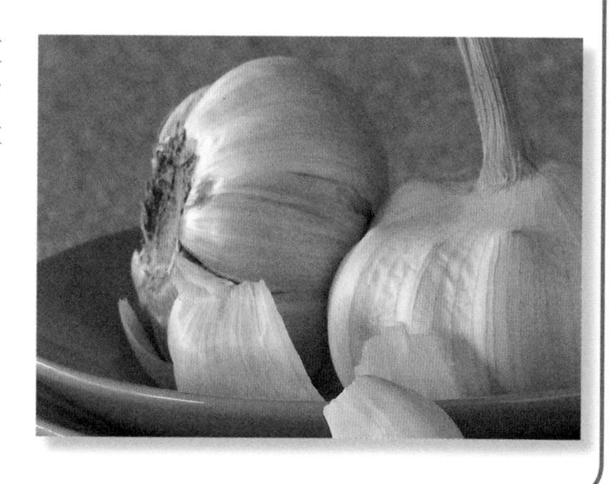

营养成分与药用功效

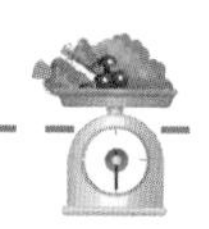

1.大蒜中含硒较多，对人体中的胰岛素合成有调节作用。
2.大蒜的有效成分具有明显的降血脂、预防冠心病和动脉硬化的作用，并可防止血栓的形成。大蒜的抗氧化性优于人参，常食能延缓衰老。
3.经常接触铅或有铅中毒倾向的人食用大蒜，能有效地预防铅中毒。
4.大蒜素还能激活巨噬细胞的吞噬能力，增强人体免疫功能，预防癌症的发生。
5.大蒜中含有一种叫“硫化丙烯”的辣素，其杀菌能力相当强，对病原菌和寄生虫都有良好的杀灭作用，可以预防流感、防止伤口感染、治疗感染性疾病和驱虫。

适合人群

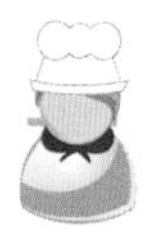

1. 一般人皆可食用。
2. 大蒜特别适宜肺结核、癌症、高血压、动脉硬化患者食用。
3.大蒜性辛温，多食生热，且对局部有刺激，阴虚火旺、目口舌有疾者以及患有胃溃疡、十二指肠溃疡、肝病以及阴虚火旺者忌食。

做法指导

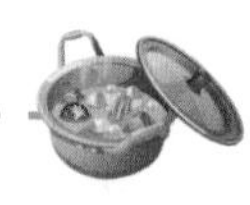

1.大蒜可生食、捣泥食、煨食、煎汤饮，或捣汁外敷、切片炙穴位。
2.发了芽的大蒜食疗效果甚微，腌制大蒜不宜时间过长，以免破坏有效成分。
3.大蒜中的辣素怕热，遇热后会很快分解，其杀菌作用降低 。
4.做凉拌菜时加入一些蒜泥，可使香辣味更浓。
5.在烧鱼、炖肉时加入一些蒜瓣，可解腥、去除异味。

营养成分与药用功效

1.辣椒味辛、性热，入心、脾经，有温中散寒、开胃消食的功效，主治寒滞腹痛、呕吐、泻痢、冻疮、脾胃虚寒、伤风感冒等症。
2.辣椒含有丰富的维生素，能增强体力，缓解怕冷、冻伤、血管性头痛等症状。
3.辣椒可以使呼吸道畅通，辅助治疗鼻塞、感冒。
4.辣椒辛温，能够通过发汗而降低体温，并缓解肌肉疼痛，具有解热镇痛作用。
5.辣椒的有效成分辣椒素是一种抗氧化物质，对降低肿瘤发生具有一定的功效。
6.辣椒强烈的香辣味能刺激唾液和胃液的分泌，促进肠道蠕动，帮助消化。
7.辣椒所含的辣椒素，能够促进脂肪的新陈代谢，防止体内脂肪积存，有利于降脂减肥，并且对皮肤有很好的美容保健作用。

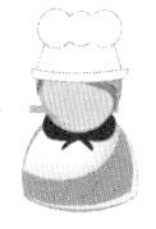

适合人群

1.一般人皆可食用。
2.热性病、溃疡病、慢性肠胃炎、痔疮、皮炎、结核、慢性支气管炎、高血压、甲亢、肾炎患者不宜多食。

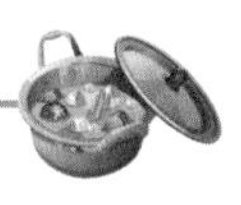

做法指导

1.在切辣椒时，先将刀在凉水中蘸一下，再切就不容易辣眼睛了。
2.吃饭不香、饭量减少时，在菜里放上一些辣椒能增强食欲，增加饭量。
3.烹制青辣椒时，由于所含的维生素C不耐热，易被破坏，在铜器中更是如此，所以应掌握火候，避免使用铜质炊具。

辣椒

辣椒，又名尖椒。青辣椒可以作为蔬菜食用，干红辣椒则是许多人都喜爱的调味品。印度人称辣椒为“红色牛排”，墨西哥人将辣椒视为国食。在我国，辣椒在许多地区都是非常重要的调味品，甚至没有它就无法下饭，可见人们对它的喜爱。

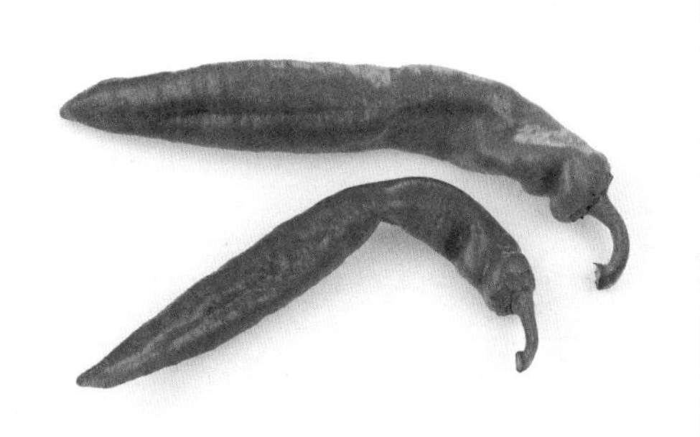

茄子

茄子是茄科茄属一年生草本植物，热带为多年生。茄子结出的果实可食用，颜色多为紫色或紫黑色，也有淡绿色或白色品种，形状上分为圆形、椭圆形、梨形等。茄子是一种典型的蔬菜，根据品种的不同，食法多样。

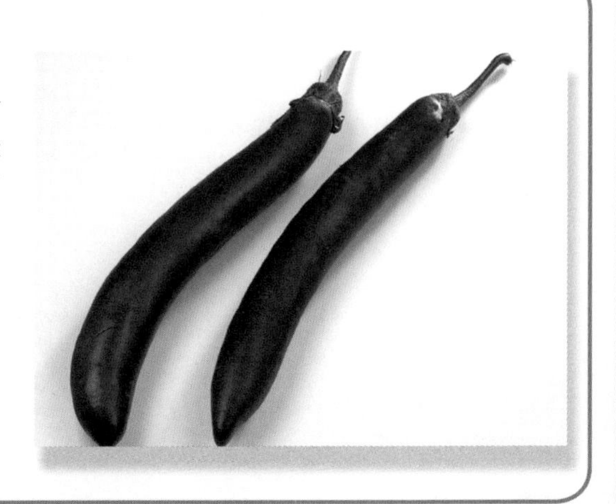

营养成分与药用功效

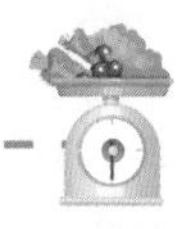

1.茄子含丰富的维生素，能增强毛细血管的弹性，降低毛细血管的脆性，使心血管保持正常的功能，对高血压、动脉硬化、咯血、紫癜（皮下出血、淤血）及坏血病患者均有益。

2.茄子含有龙葵碱，有一定的毒性，不宜生吃。

3.常吃茄子，可阻止血液中胆固醇增高，对延缓人体衰老具有积极的意义。

4.秋后的老茄子含有较多茄碱，对人体有害，不宜食用。

适合人群

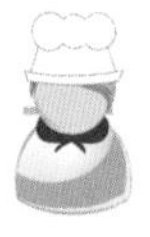

1.一般人皆可食用。

2. 茄子味偏苦，性凉，脾胃虚寒、体弱、便溏、哮喘者不宜多食。

做法指导

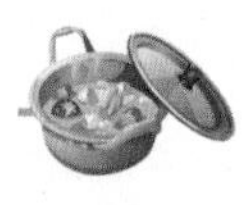

1.茄子适用于烧、焖、蒸、炸、拌等烹调方法。

2.茄子遇热极易氧化，颜色会变黑而影响美观，如果烹调前先放入热油锅中稍炸，再与其他的食材同烹，就不容易变色。茄子切成块或片后，由于氧化作用会很快由白变褐。如果将切成块的茄子立即放入水中浸泡，待做菜时再捞起沥干，就可避免变色。

3.切好茄子后，应趁着还没变色，立刻放入油锅里直接炸。

4.炒茄子时，加点醋，颜色不易变黑。

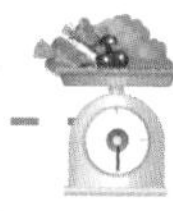

营养成分与药用功效

1.番茄红素具有独特的抗氧化能力，能清除自由基，保护细胞，使基因免遭破坏，阻止癌变进程，保护心脏及其他重要脏器的功能。
2.番茄除了对前列腺癌有预防作用外，还能有效减少胰腺癌、直肠癌、喉癌、口腔癌、肺癌、乳腺癌等癌症的发病危险。
3.多吃番茄具有抗衰老作用，使皮肤保持白皙。
4.番茄中所含的尼克酸，有利于保持血管壁的弹性和保护皮肤，所以食用番茄对防治动脉硬化、高血压和冠心病也有帮助。
5.经常发生牙龈出血或皮下出血的患者，吃番茄有助于缓解症状。
6.番茄所含的苹果酸或柠檬酸，有助于胃液对蛋白质的消化。
7.青色未熟的番茄不宜食用。

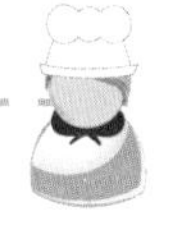

适合人群

1.一般人皆可食用。
2.急性肠胃炎、痢疾及溃疡活动期患者不宜食用。

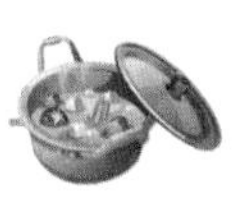

做法指导

番茄常用于生食冷菜，用于热菜时可炒、炖和做汤。

番 茄

番茄，又名西红柿、洋柿子，最早生长在南美洲，因色彩娇艳，又称“狐狸的果实”、狼桃。番茄含有丰富的胡萝卜素、番茄红素、B族维生素和维生素C，尤其是维生素C的含量居蔬菜之首。番茄果实营养丰富，具特殊风味，可以生食、煮食、加工制成番茄酱、番茄汁或整果罐藏。番茄是全世界栽培最为普遍的果菜之一。

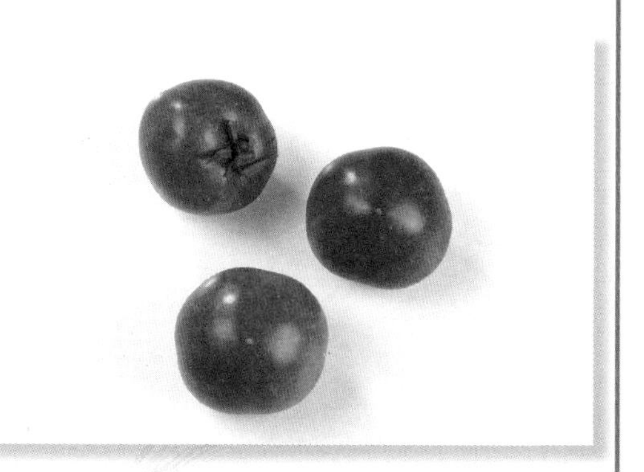

芦笋

芦笋，又名露笋、龙须菜。因其状如春笋而得名，以嫩茎供食用，质地鲜嫩，风味鲜美，柔嫩可口，故深受消费者的欢迎。在西方，芦笋被誉为“十大名菜之一”，在国际市场上有“蔬菜之王”的美称，是一种高档、名贵的蔬菜。

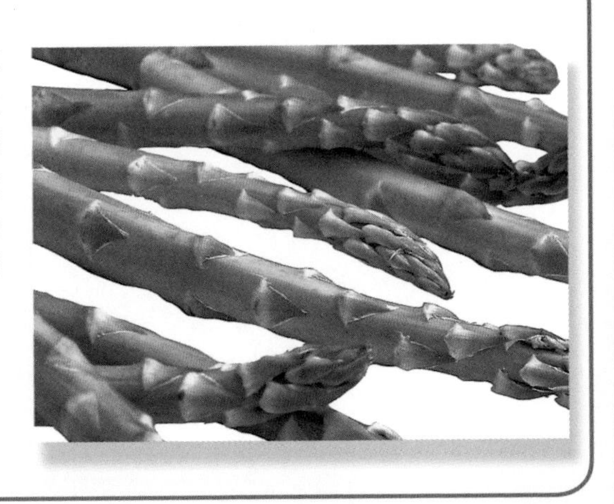

营养成分与药用功效

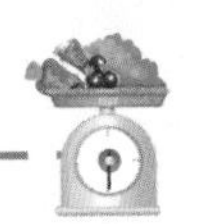

1.芦笋有鲜美芳香的风味，柔嫩可口，能增进食欲，帮助消化。
2.芦笋中含有人体所必需的各种氨基酸，还含有较多的硒等微量元素。
3.食用芦笋对心血管病、血管硬化、肾炎、胆结石、肝功能障碍和肥胖患者均有益。
4.芦笋对淋巴腺癌、膀胱癌、肺癌和皮肤癌有极好的辅助疗效。

适合人群

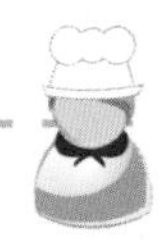

1.一般人皆可食用。
2.芦笋含有少量嘌呤，痛风以及糖尿病患者不宜多食。

做法指导

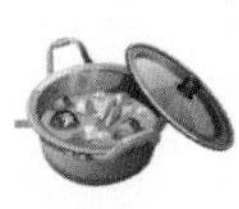

1.芦笋中的叶酸很容易被破坏，所以若用来补充叶酸应避免高温烹制，最好用微波炉小功率制熟。
2.芦笋除了热炒、凉拌、做汤、腌制外，还可以包包子、水饺等，总之可以配合各种肉类、鱼类、海鲜等制作菜肴。
3.绿芦笋可以洗净直接烹制，白芦笋口感略苦，烹制前须去皮，以降低苦味。
4.芦笋不宜生吃，也不宜存放过长时间，而且应低温避光存放。

营养成分与药用功效

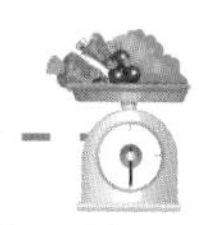

1.莴笋含有蛋白质、脂肪、糖类、维生素A、维生素B_1、维生素C、钙、磷、铁、钾、镁等成分，可促进骨骼、毛发、皮肤的发育。
2.莴笋含钾量较高，有利于促进排尿和乳汁的分泌，对高血压和心脏病患者颇有益。
3.莴笋味道清新且略带苦味，有增强食欲、刺激消化液分泌等功效。
4.莴笋含有大量膳食纤维，能促进肠道蠕动，可用于辅助治疗各种便秘。

适合人群

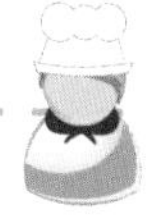

1.一般人皆可食用。
2.尤其适合老人和儿童食用。
3.脾胃虚寒或产后不宜生食、多食。

做法指导

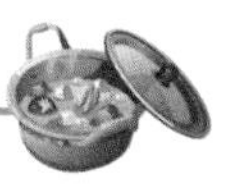

1.莴笋是一种营养丰富的家常蔬菜，茎部肥大而脆嫩，味鲜美有香气，其茎叶均可做菜。
2.莴笋怕咸，要少加盐才好吃。
3.莴笋下锅前沥干水分，炒时不要加水，可以增加莴苣的脆嫩感。
4.焯莴笋时一定要注意时间和温度，焯的时间过长、温度过高会使莴苣绵软，失去脆嫩口感。

莴笋

莴笋又名莴苣、生笋、白笋、千金菜等。莴笋肉质脆嫩，颜色淡绿，制作菜肴可荤可素，可凉可热，是一种营养价值较高的食品。

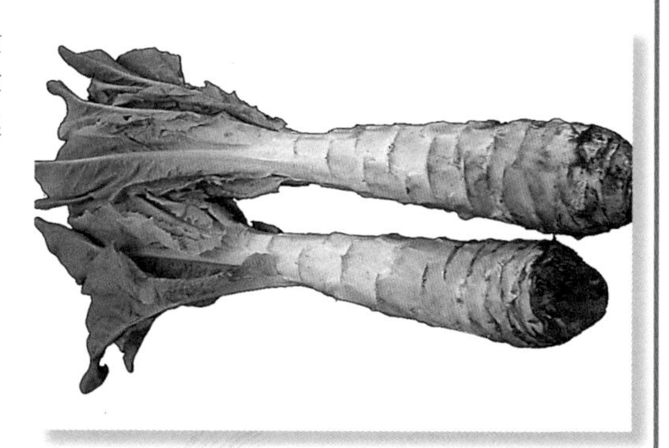

竹笋

竹笋，别名笋，为多年生常绿草本植物，原产我国，种类繁多，适应性强，分布极广，在我国自古被视为“菜中珍品”。清代文人李笠翁把竹笋誉为“蔬菜中第一品”。

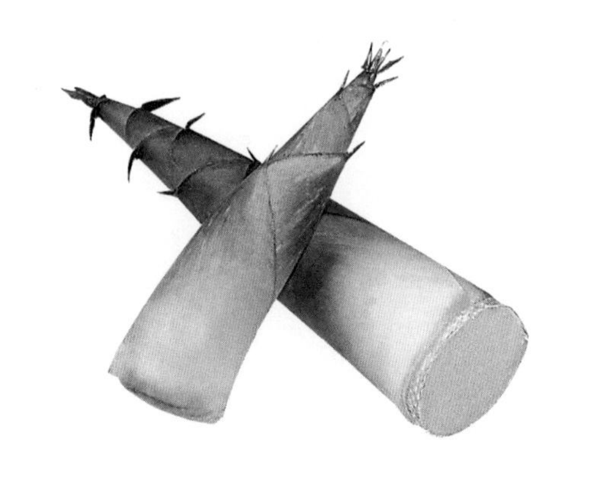

营养成分与药用功效

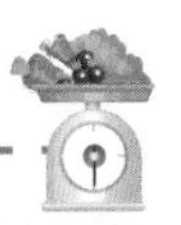

1.中医认为，竹笋性寒味甘，具有滋阴凉血、清热化痰、解渴除烦、利尿通便、养肝明目的功效。
2.竹笋富含蛋白质、氨基酸、脂肪、糖类、钙、磷、铁、多种维生素和胡萝卜素，营养价值高。
3.食用竹笋不仅能促进肠道蠕动，帮助消化，去积食，防便秘，还能预防大肠癌。
4.竹笋含脂肪、淀粉很少，属天然低脂、低热量食品，是肥胖者减肥的佳品。
5.竹笋性寒凉，又含较多的粗纤维和草酸，所以患有胃溃疡、胃出血、肾炎、尿道结石、肝硬变或慢性肠炎的人应慎食。
6.竹笋含有一种白色的含氮物质，构成了竹笋独有的清香，具有开胃、促进消化、增强食欲的作用，可用于辅助治疗消化不良病症。
7.竹笋中植物蛋白、维生素及微量元素的含量均很高，有助于增强肌体的免疫功能，提高防病抗病能力。

适合人群

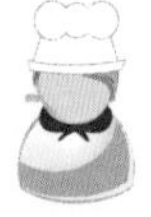

1.一般人皆可食用。
2.尤其适合肥胖和习惯性便秘者食用。

做法指导

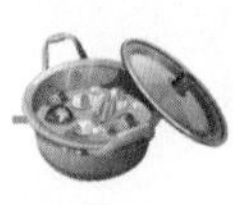

1.烹制前应先焯过，以去除笋中的草酸。
2.靠近笋尖部的地方宜顺切，下部宜横切，这样烹制时不但易熟烂，而且更易入味。
3.用开水煮新笋容易熟，且脆嫩可口。

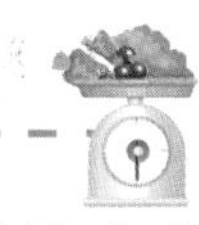

营养成分与药用功效

1.中医认为，茭白味甘实，性滑而利，有祛热、止渴、利尿的功效，夏季食用尤为适宜，可清热通便、除烦解酒、治酒醉不醒。
2.嫩茭白的有机氮以氨基酸状态存在，并能提供硫元素，味道鲜美，营养价值较高，容易为人体所吸收。
3.茭白含有较多的草酸，其钙质不容易被人体所吸收。
4.茭白能退黄疸，对于黄疸型肝炎患者有益。

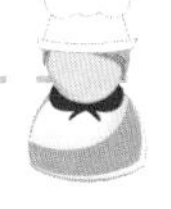

适合人群

1.一般人皆可食用。
2.阳痿、遗精、脾虚胃寒、肾脏疾病、尿路结石或尿中草酸盐类结晶较多者、腹泻者不宜食用茭白。

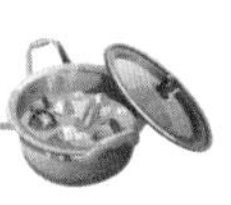

做法指导

1.茭白是我国的特产蔬菜，与莼菜、鲈鱼并称为“江南三大名菜”。
2.茭白肥嫩似笋，较笋柔软，为家常最佳蔬菜，又是宴席上的配料佳品。
3.宜拌、炒、烧、烩，也可做汤或者配荤料。
4.可切成片、丁以及滚刀块，能适应多种调味。
5.茭白以春夏季的质量最佳，营养素比较丰富，如发生茭白黑心，是品质粗老的表现，不能食用。

茭白

茭白是我国特有的水生蔬菜，世界上把茭白作为蔬菜栽培的只有我国和越南。古人称茭白为“菰”。在唐代以前，茭白被作为粮食作物栽培，后来作为蔬菜种植食用，可入药。

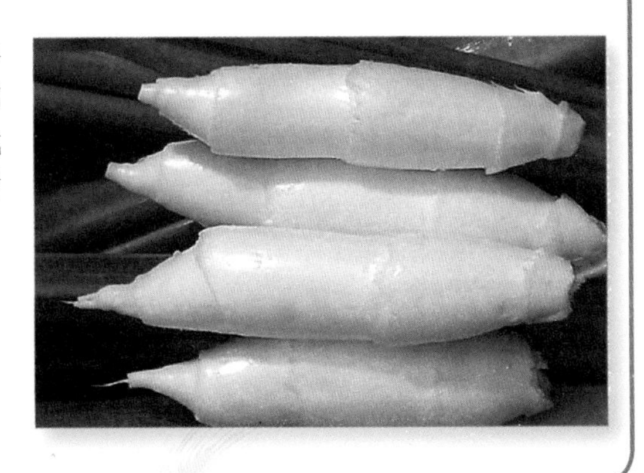

百合

百合又名夜合，其鳞茎酷似大蒜头，其味如山薯，因能治疗“百合病”，故称百合，有天香百合、白花百合、山丹百合及卷丹百合等品种。主要营养成分有蛋白质、脂肪、糖类、膳食纤维、钙、磷、铁及维生素B_1、维生素B_2、维生素C、泛酸等，此外，还含有多种生物碱。

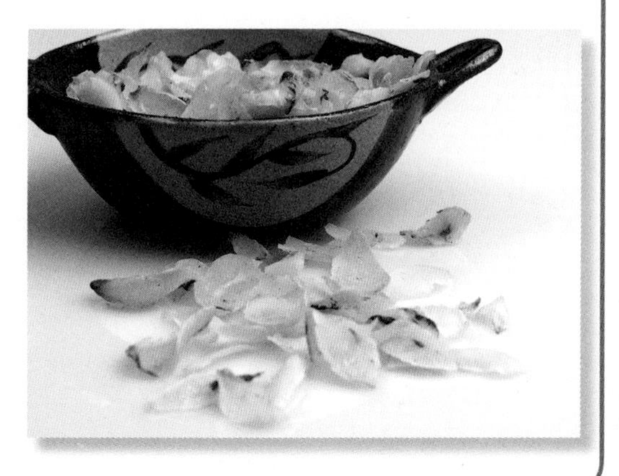

营养成分与药用功效

1.百合性平，味甘、微苦，入心、肺经，其鳞茎、种子及花均可入药。
2.百合甘寒滋润，质厚多液，有润肺止咳、养阴、宁心安神、补脑健胃、抗癌防老抗衰、清利二便等功效。
3.百合能升高外周白细胞，提高淋巴细胞转化率，有助于增强肌体的免疫力。
4.百合常用于心火肺热导致的皮肤病，如湿疹、皮炎、痤疮等，有很好的润肤美容效果。
5.百合含磷高，磷是构成细胞膜的重要成分，能促进蛋白质、葡萄糖、脂肪的代谢，并对维持体液酸碱平衡起重要作用。

适合人群

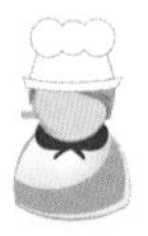

1.一般人皆可食用。
2.尤其适用于肺热咳嗽、肺癌、肺结核、支气管扩张、胃炎、肝病、贫血、水肿及热病之后余热未消和气阴不足导致的虚烦惊悸、心神不宁、神经衰弱、失眠等病的患者。
3.百合为偏凉之物，风寒咳嗽、虚寒出血或脾虚便溏者不宜食用。

做法指导

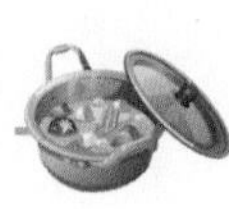

百合可以炒食，做粥，煮汤，或与肉一起炖。

营养成分与药用功效

1.草菇的维生素C含量高，能促进人体新陈代谢，提高免疫力，增强抗病能力。
2.草菇具有解毒作用，如铅、砷、苯进入人体时，可与其结合，随尿液排出。
3.草菇蛋白质中，人体必需的8种氨基酸齐全、含量高，占氨基酸总量的38.2%。
4.草菇还含有一种异种蛋白物质，有消灭人体癌细胞的作用。
5.草菇中粗蛋白含量高，对消化道肿瘤有辅助治疗作用，能加强肝肾的活力。
6.草菇能够减慢人体对碳水化合物的吸收，是糖尿病患者的良好食品。
7.草菇还能消食去热、滋阴壮阳、强化乳汁分泌、促进创伤愈合、护肝健胃、增强人体免疫力，是优良的食药兼用型的营养保健食物。

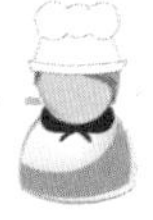

适合人群

1.一般人皆可食用。
2.肠胃寒凉者不宜多食。

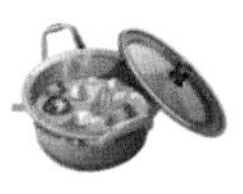

做法指导

1.草菇可炒、熘、烩、烧、酿、蒸等，也可做汤，或作为各种荤菜的配料。
2.草菇无论鲜品还是干品都不宜浸泡时间过长。

草菇

草菇又名包腿菇、兰花菇，具有肉质脆嫩、味道鲜美、香味浓郁等特点，素有“放一片，香一锅”之美誉。我国草菇的出口量较大，国际上称草菇为“中国蘑菇”。

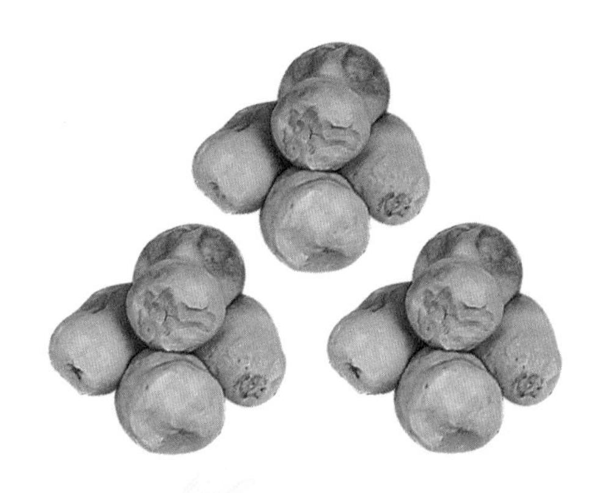

茶树菇

茶树菇又名茶薪菇、田头菇、杨树菇、柳松菇，欧洲人称为杨鳞耳，日本人称为称柳松茸，是一种高蛋白、低脂肪、无污染、无药害的高档珍稀食用菌。

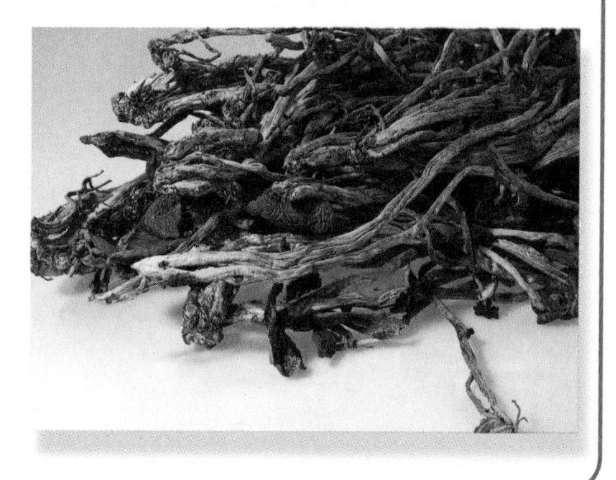

营养成分与药用功效

1.中医认为，茶树菇性甘温、无毒，在抗衰老、降低胆固醇、防癌和抗癌上具有特殊作用。
2.茶树菇含有人体必需的8种氨基酸，并且含丰富的B族维生素和钾、钠、钙、镁、铁、锌等矿物质。
3.茶树菇有清热、平肝、明目的功效，可以补肾、利尿、渗湿、健脾、止泻，民间常用于辅助治疗腰酸痛、胃冷、肾炎水肿、头晕、腹痛、呕吐等症。
4.茶树菇还具有降血压的特殊功效。

适合人群

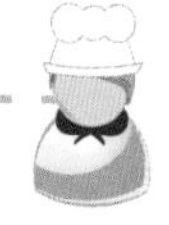

一般人皆可食用。

做法指导

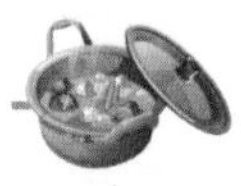

1.茶树菇色、香、味颇佳，味道别具一格，鲜食脆嫩爽口、味道鲜美。
2.茶树菇适合烹饪各种佳肴，可用于与禽类、肉类同炖，也可将之浸泡用于热炒，浸泡的汤水可用于做汤。
3.烹饪前需用温水将茶树菇泡10分钟，将伞茎里面的杂质去除干净，再洗净改刀。
4.茶树菇的柄质脆嫩，是茶树菇中最香的部分，可以入菜。

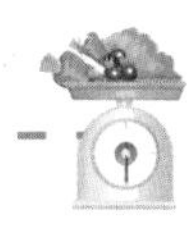

营养成分与药用功效

1.中医认为，猴头菇利五脏、助消化，具有健胃、补虚、益肾精之功效。
2.猴头菇能辅助治疗消化不良、胃溃疡、十二指肠溃疡、神经衰弱等疾病。
3.猴头菇含不饱和脂肪酸，能调节血脂，利于血液循环，是心血管病患者的理想食物。
4.猴头菇含有的多糖体、多肽能助消化，抑制癌细胞中遗传物质的合成，对胃炎、胃癌、食道癌等消化道疾病有很好的预防和治疗作用。
5.猴头菇具有提高肌体免疫力的功能，可延缓人体衰老；年老体弱者食用猴头菇，有滋补强身的作用。
6.猴头菇蒸煮后睡前食用，对气管炎、平滑肌组织疾病患者有保健作用，可安眠平喘，增强细胞活力和抵抗力。

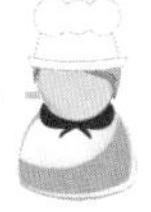

适合人群

1.一般人皆可食用。
2.特别适宜免疫力低下者、脑力劳动者、心血管疾病及肠胃炎患者食用。
3.对菌类食物过敏者慎食。

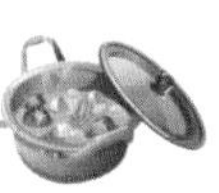

做法指导

1.要经过洗涤、涨发、漂洗和烹制，至猴头菇熟烂时营养成分才完全析出。
2.烹制时最好配以鸡、鸭、肉等原料，这样烧出的菜肴鲜香味美。
3.猴头菇在烹制时要加入料酒、白醋调味，以中和其自身的苦味。

猴头菇

猴头菇又称对脸菇，是我国著名的食用、药用真菌，是著名的山八珍之一。由于布满了针状的肉刺，形似猴脑袋，颜色像猴子的毛，所以俗称“猴头菇”。成熟时色微黄，干燥后变为黄褐色，主要产于大兴安岭林区，素称“蘑菇之王”，与熊掌、燕窝、鱼翅并列为四大名菜。

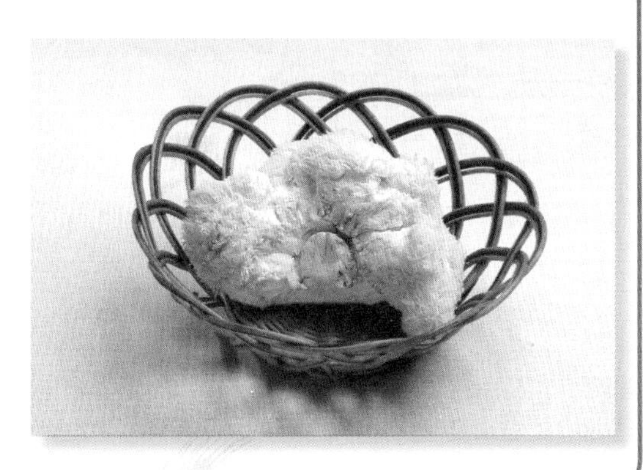

金针菇

金针菇学名毛柄金钱菌，又称构菌、朴菇、冬菇、冻菌、金菇、智力菇等，因其菌柄细长似金针菜，故称金针菇。金针菇中的赖氨酸和精氨酸含量特别丰富，且含锌量较高，能促进儿童的智力发育和成长，被誉为“益智菇”、“增智菇”。

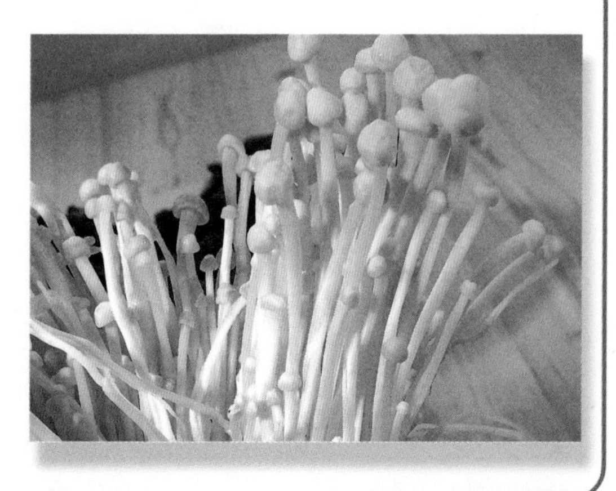

营养成分与药用功效

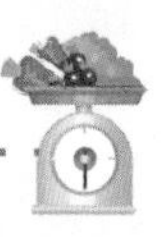

1.金针菇含有人体必需的8种氨基酸成分，并含有一种叫朴菇素的物质，可增强肌体对癌细胞的抗御能力，常食金针菇能预防肝脏疾病和胃肠道溃疡，防病健身。
2.金针菇能有效地增强肌体的生物活性，促进体内新陈代谢，有利于食物中各种营养素的吸收和利用，对生长发育大有益处。
3.金针菇可抑制血脂升高，降低胆固醇，辅助防治心脑血管疾病。
4.食用金针菇具有抵抗疲劳、抗菌消炎、清除重金属离子、抗肿瘤的作用。

适合人群

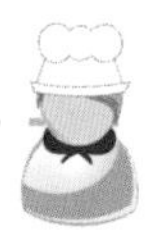

1.一般人皆可食用。
2.特别适合气血不足、营养不良的老人和儿童食用。
3.脾胃虚寒者不宜过量食用金针菇。

做法指导

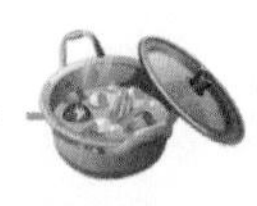

1.将鲜金针菇挤干水分，放入沸水锅内焯一下捞起，凉拌、炒、炝、熘、烧、炖、蒸、做汤均可，亦可作为荤菜的配料使用。
2.金针菇特别是凉拌菜和火锅的上好食材，营养丰富、清香扑鼻而且味道鲜美。
3.金针菇不宜生吃。

口蘑

口蘑是内蒙古等地草原所产蘑菇的总称。以前内蒙古和张家口北部所产的蘑菇都以张家口为集散、加工地，故名“口蘑”。口蘑味道鲜美，口感细腻软滑，且形状规整好看、伞盖肥厚、清香适口、独具风味，被人们誉为“素中之肉”。

营养成分与药用功效

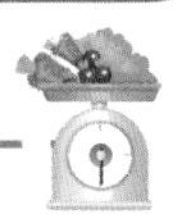

1.口蘑是补硒食品，可以增加血液中的硒含量和血红蛋白数量，并能够提高免疫力。
2.口蘑中含有多种抗病毒成分，这些成分对辅助治疗由病毒引起的疾病有较好效果。
3.口蘑含的膳食纤维，具有防止便秘、预防糖尿病及大肠癌、降低胆固醇的作用。

适合人群

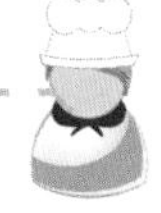

一般人皆可食用。

做法指导

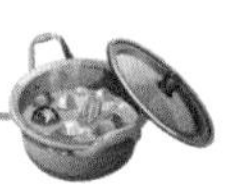

1.用口蘑制作菜肴不用加味精或鸡精，宜配肉菜食用。
2.可热炒、焯水凉拌、做汤菜、打卤等，味道鲜香。

蟹味菇

蟹味菇别名玉蕈、真姬菇，味鲜、肉厚、质韧，口感极佳，具有独特的蟹香味。蟹味菇原产于日本，在日本有“香在松茸、味在玉蕈”之说。

营养成分与药用功效

1.蟹味菇含有丰富的维生素和17种氨基酸，青少年食用有助于益智增高。
2.蟹味菇具有抗癌、防癌、提高免疫力、延缓衰老的独特功效。
3.蟹味菇具有清除人体内自由基和多余脂肪、防治便秘的功效。

适合人群

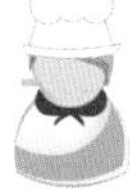

一般人皆可食用。

做法指导

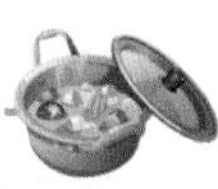

可清炒、凉拌、涮火锅、煲汤等。

木耳

木耳，颜色黑褐，质地柔软，味道鲜美，营养丰富，可素可荤，有养血驻颜、祛病延年的功效，被现代营养学家盛赞为“素中之荤”，是一种营养丰富的著名食用菌。

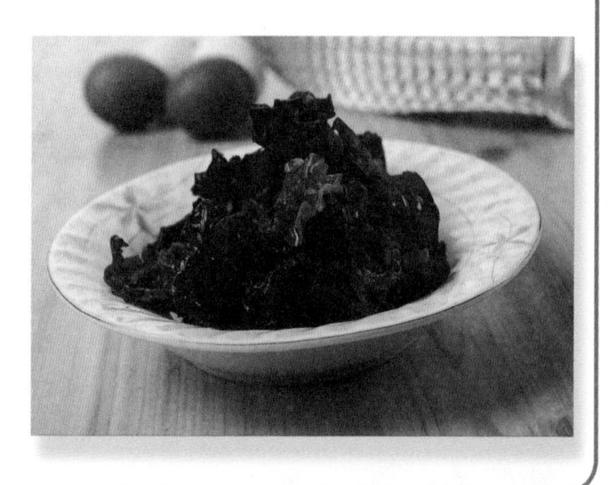

营养成分与药用功效

1.木耳含有抗肿瘤活性物质，能增强肌体免疫力，经常食用可防癌抗癌。

2.木耳含有减少血液凝集的成分，可预防血栓的发生，有辅助防治动脉粥样硬化和冠心病的作用。

3.木耳有帮助消化纤维类物质功能，对部分异物有溶解与氧化作用。

4.木耳中铁的含量极为丰富，故常食木耳能养血驻颜，令人肌肤红润，容光焕发，并可降血压、预防老年人缺铁性贫血。

适合人群

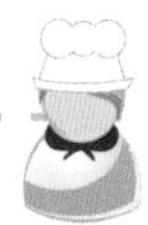

1.一般人皆可食用。

2.有出血性疾病的患者以及孕妇不宜多食。

做法指导

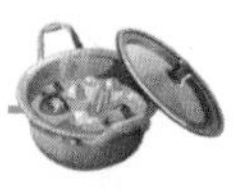

1.干木耳烹调前宜先泡发。

2.清洗木耳时，可将木耳放入温水中，加入少许盐，浸泡半小时，这样可以让木耳快速变软。

3.将木耳放入温水中，加两勺淀粉后搅拌，可以去除木耳上细小的杂质和残留的沙粒。

4.木耳泡发后仍然紧缩在一起的部分不宜食用。

5.鲜木耳含有毒素，不可食用。

平菇

平菇，又称侧耳、耳菇，质地肥厚、嫩滑可口，有类似牡蛎的香味，含有的多种维生素及矿物质，可以帮助改善人体新陈代谢、增强体质，是很好的营养品。

营养成分与药用功效

1.平菇含有抗肿瘤作用的硒和多糖等物质，对肿瘤有较强的抑制作用，可提高人体的免疫功能。对降低血胆固醇以及对妇女更年期综合征也可起调理作用。
2.平菇还有祛风散寒、舒筋活络功效，可辅助治疗腰腿疼痛、手足麻木等。

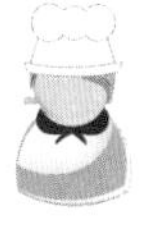

适合人群

1.一般人皆可食用。
2.尤其适宜心血管疾病患者、癌症患者、体弱者和更年期妇女食用。

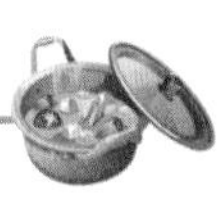

做法指导

平菇口感好、营养高、不抢味，但鲜品出水较多，易被炒老，须掌握好火候。

松蘑

松蘑又名松菇、松蕈、松口蘑等，日本称其为松茸，是名贵的野生食用菌。松蘑风味极佳、香味诱人，而且营养丰富，有“食用菌之王”的美称。

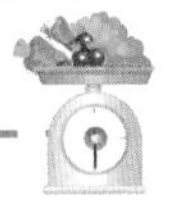

营养成分与药用功效

1.中医认为，松蘑有益肠健胃、止痛理气、强身健体等功效。
2.松蘑中含有铬和多元醇，可辅助治疗糖尿病；松蘑内的抗氧化物质在健胃、防病、抗癌等方面都有辅助作用，还可防衰老。

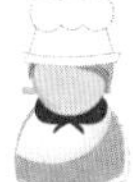

适合人群

一般人皆可食用。

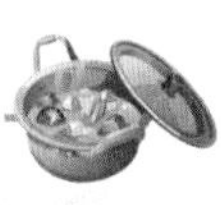

做法指导

松蘑有异香，质脆嫩，适宜配菜用。干制品水发后味道不如鲜品口感好。

香菇

香菇又称香菌、冬菇，味道鲜美，香气沁人，营养丰富，位列草菇、平菇、白蘑菇之上，素有“植物皇后”之誉，为“山珍”之一，是我国传统的著名食用菌，在世界上最早人工驯化栽培。

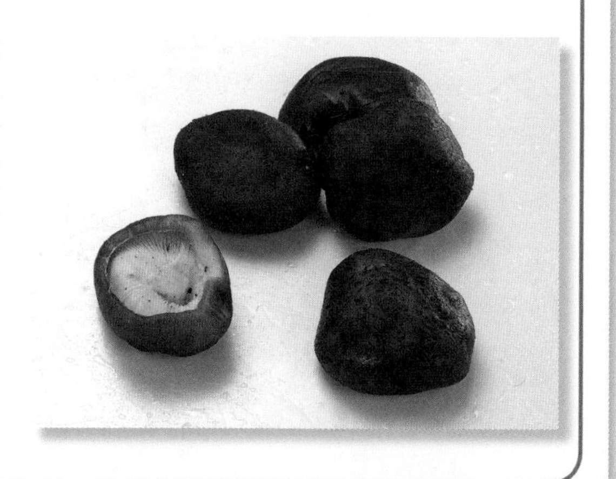

营养成分与药用功效

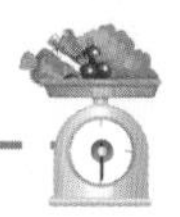

1.香菇有低脂肪的特点，含有丰富的多糖、多种氨基酸和维生素。
2.香菇中含有一般食品中罕见的伞菌氨酸、口蘑酸等，故味道特别鲜美。
3.中医认为，香菇有补肝肾、健脾胃、益智安神、美容养颜之功效，对糖尿病、高血压、神经炎等可起到辅助治疗作用，又可用于消化不良、便秘等。
4.香菇多糖的特点还可促进T淋巴细胞的产生，并提高T淋巴细胞的杀伤活性。
5.香菇的提取物对体内的过氧化物有一定的消除作用。
6.香菇尤适于腹壁脂肪较厚者食用，有一定的减肥效果。
7.香菇中含有麦甾醇，可转化为维生素D，促进体内钙的吸收，并可增强人体抵抗疾病的能力。
8.正常人多吃香菇能起到防癌作用。

适合人群

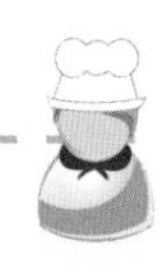

一般人皆可食用。

做法指导

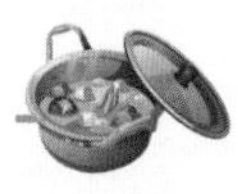

1.发好的香菇不要放在冰箱里冷藏，以免损失营养。
2.如果香菇比较干净，用清水冲净即可，这样可以更多地保留香菇的鲜味。

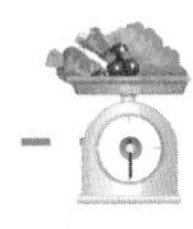

营养成分与药用功效

1.中医认为，银耳具有补脾开胃、理气清肠、固肾益脑、养阴润燥之功效，是阴虚火旺不宜参茸温补的人一种良好的补品，但外感风寒者忌用。
2.银耳富含硒等微量元素，可以增强肌体抗肿瘤的能力，还能增强肿瘤患者对放疗、化疗的耐受力。
3.银耳富有天然植物性胶质，加上它的滋阴作用，长期食用可以润肤，并可祛除脸部黄褐斑、雀斑。

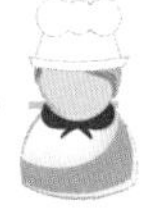

适合人群

1.一般人皆可食用。
2.特别适宜病后、产后体质虚弱以及一般体质虚弱者。
3.过度劳累、气阴两虚、神疲乏力、肺虚气喘、饮食无味、津液不足、口干咽燥者可多食。

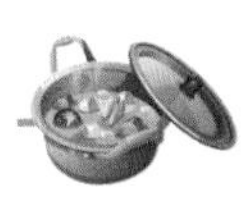

做法指导

1.银耳宜用开水泡发，泡发后应去除未发开的部分，特别是呈淡黄色的物质。
2.冰糖银耳含糖量高，睡前不宜食用，以免血黏度增高。
3.变质银耳不可食用，否则会发生中毒反应，严重者会有生命危险。

银 耳

银耳，又名白木耳，质量上乘者称为雪耳，被人们誉为“菌中之冠”，是名贵营养滋补佳品。历代皇家贵族将银耳视为“延年益寿之品”、“长生不老良药”。

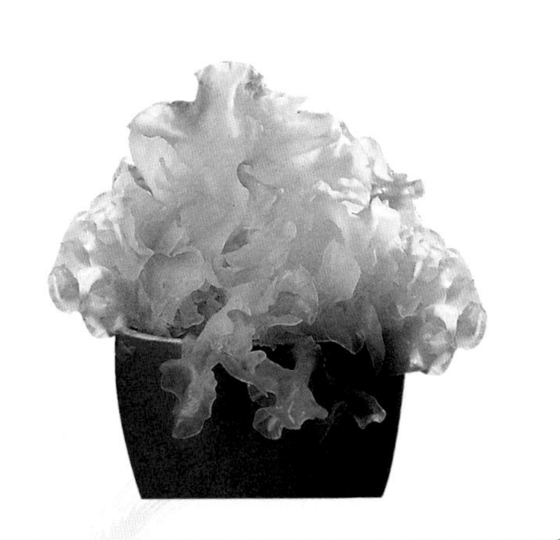

菠萝

菠萝属于凤梨科，凤梨属，多年生草本果树植物，生长迅速，生产周期短，年平均气温23℃以上的地区终年可以生长。16世纪中期由葡萄牙的传教士带到澳门，然后引进到广东各地，后在广西、福建、台湾等省栽种，经过长期的选育，陆续培育了许多品种。

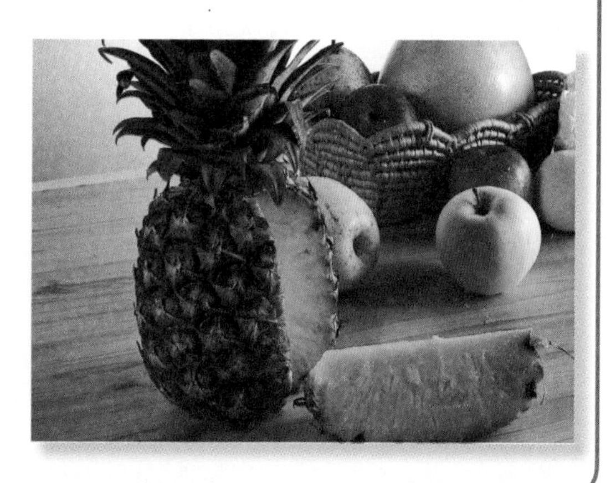

营养成分与药用功效

1.菠萝含有一种叫“菠萝朊酶”的物质，它能分解蛋白质，溶解阻塞于组织中的纤维蛋白和血凝块，改善局部的血液循环，消除炎症和水肿。
2.菠萝中所含的糖、盐类和酶有利尿作用，适量食用对肾炎，高血压病患者有益。
3.菠萝性平味甘，具有健胃消食、补脾止泻、清胃解渴等功用。
4.将新鲜的菠萝榨成汁并煮开，冷却后用于擦洗粗糙的皮肤，长期坚持使用，不仅能清洁滋润皮肤，还可以防止暗疮的生长。
5.菠萝可用于消化不良、肠炎腹泻、身热烦渴等症，也可用于高血压眩晕、手足软弱无力的辅助治疗。

适合人群

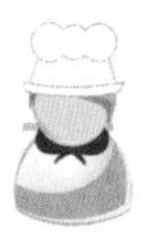

1.一般人皆可食用。
2.特别适宜身热烦躁者、肾炎、高血压、支气管炎、消化不良者食用。
3.患有溃疡病、肾脏病、凝血功能障碍的人应禁食菠萝；发烧及患有湿疹、疥疮的人不宜多食菠萝。
4.对菠萝过敏者禁食。

做法指导

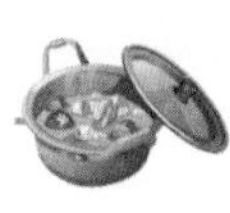

把菠萝去皮切成片，放在淡盐水里浸泡30分钟，用凉水冲去咸味再食用。

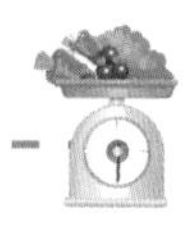

营养成分与药用功效

1.中医认为，草莓性凉味酸，具有润肺生津、凉血清热等功效，对胃肠道和贫血均有一定的调理作用。
2.草莓中所含的胡萝卜素是合成维生素A的重要物质，具有明目养肝作用。
3.草莓可以预防坏血病，对防治动脉硬化、冠心病也有较好的效果。
4.草莓中含有天冬氨酸，可以清除人体内的重金属离子。

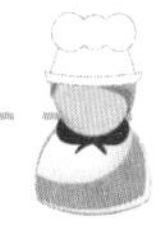

适合人群

1.一般人皆可食用。
2.特别适合风热咳嗽、咽喉肿痛、声音嘶哑、夏季烦热口干或腹泻如水者，以及癌症特别是鼻咽癌、肺癌、扁桃体癌、喉癌患者食用。
3.痰湿内盛、肠滑便泻、尿路结石病人不宜多食草莓。

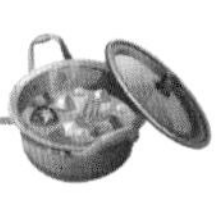

做法指导

1.果实可生食或制果酒、果酱、布丁、松饼和装饰蛋糕等。
2.草莓表面粗糙，不易洗净，如果用淡盐水或高锰酸钾水浸泡10分钟再清洗，既能杀菌又较易洗干净。

草莓

草莓又叫红莓、洋莓、地莓等，是一种红色的水果。草莓是对蔷薇科草莓属植物的通称，属多年生草本植物。草莓的外观呈心形，鲜美红嫩，果肉多汁，含有特殊的浓郁水果芳香。草莓营养价值高，含丰富的维生素C，有帮助消化的功效，草莓还可以巩固齿龈，清新口气，润泽喉部。

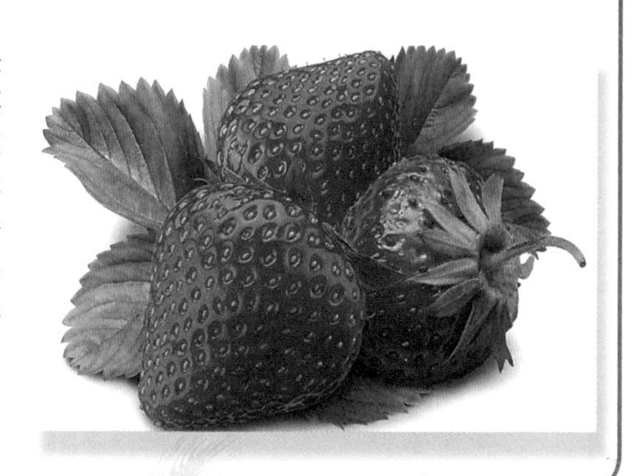

柑橘

柑橘属芸香科柑橘亚科，是热带、亚热带常绿果树（除枳以外），用于经济栽培的有3个属：枳属、柑橘属和金柑属。我国和世界其他国家栽培的柑橘主要是柑橘属。

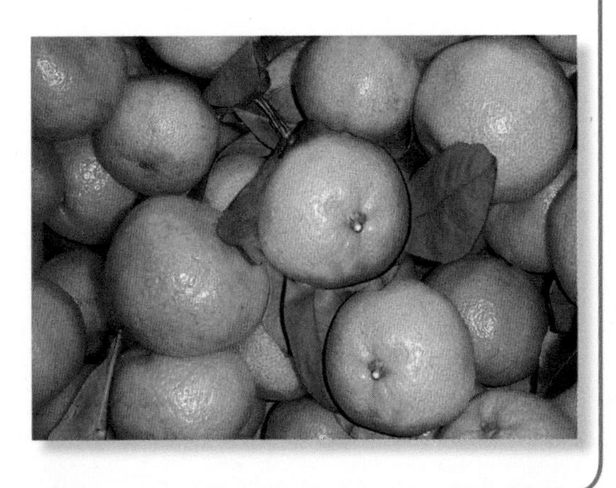

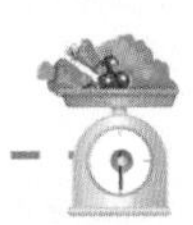

营养成分与药用功效

1.橘子富含维生素C与柠檬酸，前者具有美容作用，后者则具有消除疲劳的作用。
2.橘子内侧薄皮含有膳食纤维及果胶，可通便，并且可以降低胆固醇。
3.橘皮苷可以加强毛细血管的韧性，降血压，扩张心脏的冠状动脉，故橘子是预防冠心病及动脉硬化的食物。
4.食用柑橘可以减少沉积在动脉血管中的胆固醇，有助于使动脉粥样硬化发生逆转。
5.柑橘可治胸膈结气、呕逆少食、胃阴不足、口中干渴、肺热咳嗽及饮酒过度。

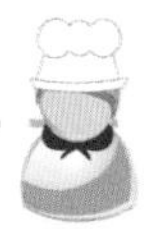

适合人群

1.一般人皆可食用。
2.风寒咳嗽、痰湿咳嗽者不宜食用。

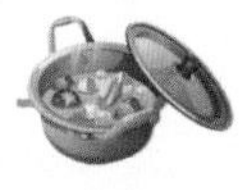

做法指导

1.柑橘的吃法很有讲究，也很多样，以烤着吃最好。
2.柑橘最好带着橘络吃，能通络、化痰、理气、消滞。

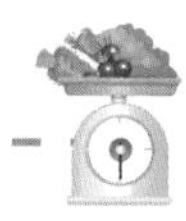

营养成分与药用功效

1.中医认为，哈密瓜性偏寒，具有疗饥、利便、益气、清肺热、止咳的功效。
2.哈密瓜对人体造血机能有显著的促进作用，可以用来作为贫血的食疗之品。
3.哈密瓜有清凉消暑、除烦热、生津止渴的作用，是夏季解暑的佳品。
4. 哈密瓜性凉，不宜过量食用，以免引起腹泻。

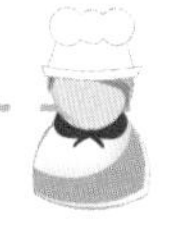

适合人群

1.一般人皆可食用。
2.特别适宜肾病、胃病、咳嗽痰喘、贫血和便秘患者食用。
3.患有脚气病、黄疸、腹胀、便秘、寒性咳喘以及产后、病后的人不宜多食；糖尿病人应慎食。

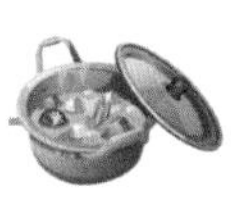

做法指导

1.哈密瓜香甜可口，果肉细腻，而且果肉愈靠近种子处甜度愈高，愈靠近果皮处越硬。
2.哈密瓜适宜和其他水果搭配做水果色拉。

哈密瓜

哈密瓜属葫芦科植物，是甜瓜的一个变种。我国只有新疆和甘肃敦煌以及内蒙古阿拉善盟一带出产哈密瓜。新疆除少数高寒地带之外，大部分地区都产哈密瓜，最优质的哈密瓜产于南疆的伽师、哈密和吐鲁番盆地。

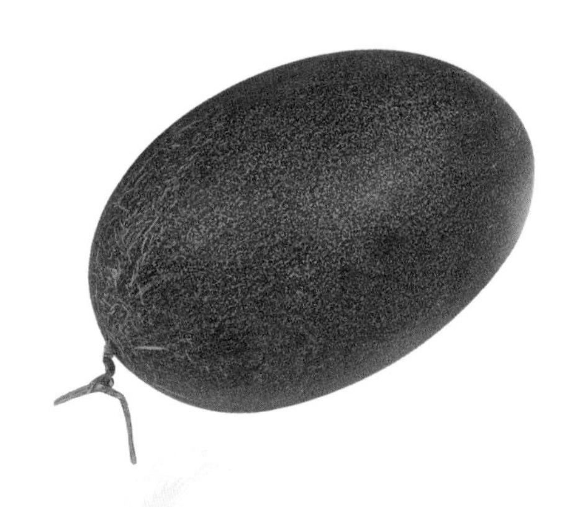

火龙果

火龙果，本名青龙果、红龙果。原产于中美洲热带。火龙果营养较为全面，含有丰富的花青素、维生素和膳食纤维。火龙果树为仙人掌科的三角柱属植物，原产于巴西、墨西哥等中美洲热带沙漠地区，属典型的热带植物，由南洋引入我国台湾省，再由台湾改良引进海南、广西、广东等地栽培。

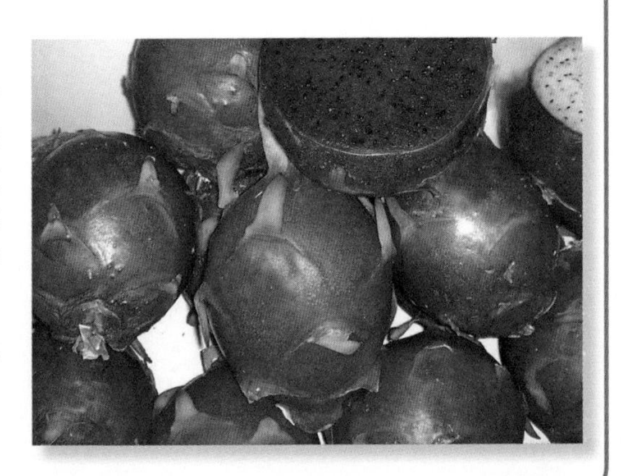

营养成分与药用功效

1.火龙果富含维生素C和水溶性膳食纤维，有美白皮肤、降脂减肥、降低血糖、润肠、预防大肠癌的功效。
2.火龙果中的白蛋白是具黏性、胶质性的物质，对重金属中毒有解毒的功效，并且对胃壁有保护作用。
3.火龙果含有花青素，具有抗氧化、抗自由基、抗衰老的作用。

适合人群

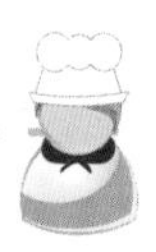

1.一般人皆可食用。
2.糖尿病人不宜多食。

做法指导

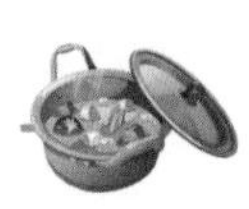

1.吃的时候蘸蜂蜜，蜂蜜可以盖住果肉原有的生涩味。
2.剥皮吃或者切开吃。
3.火龙果是热带水果，最好现买现吃。如需保存，则应放在阴凉通风处，而不要放在冰箱中，以免冻伤反而很快变质。

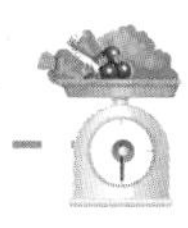

营养成分与药用功效

1.中医认为，梨性寒味甘，具有清心润肺的作用，对肺结核、气管炎和上呼吸道感染的患者所出现的咽干、咽痒痛、音哑、痰稠等症皆有疗效。
2.梨中含有丰富的B族维生素，能保护心脏，减轻疲劳，增强心肌活力，降低血压。
3.梨所含的配糖体及鞣酸等成分，能祛痰止咳，对咽喉有养护作用。
4.梨有较多糖类物质和多种维生素，易被人体吸收，增进食欲，对肝脏具有保护作用。
5.梨性凉并能清热镇静，常食能稳定血压，缓解头晕目眩等症状。

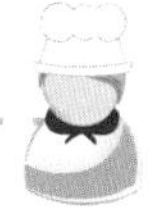

适合人群

1.一般人皆可食用。
2.梨性偏寒助湿，多吃会伤脾胃，故脾胃虚寒、畏冷食者应少吃梨；胃酸多者，不可多吃梨；夜尿频者，睡前少吃梨。
3.慢性肠炎、胃寒病、糖尿病患者忌食生梨。

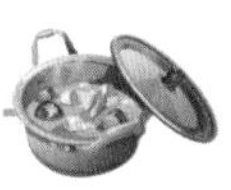

做法指导

1.个头适中、果皮薄细、光泽鲜艳、果肉脆嫩、汁多味香甜、无虫眼及损伤者为好梨。
2.梨可以生食、熟食、榨汁、加冰糖蒸、做饮料、制作罐头、酿酒等。

梨

梨又称快果、玉乳等，鲜嫩多汁，酸甜适口，古人称梨为“果宗”，即“百果之宗”。梨树是我国南北各地栽培最为普遍的一种果树。我国是梨属植物中心发源地之一，亚洲梨属的梨大都源于亚洲东部，日本和朝鲜也是亚洲梨的原始产地；白梨、砂梨、秋子梨都原产我国。我国梨树栽培的历史在4000年以上。

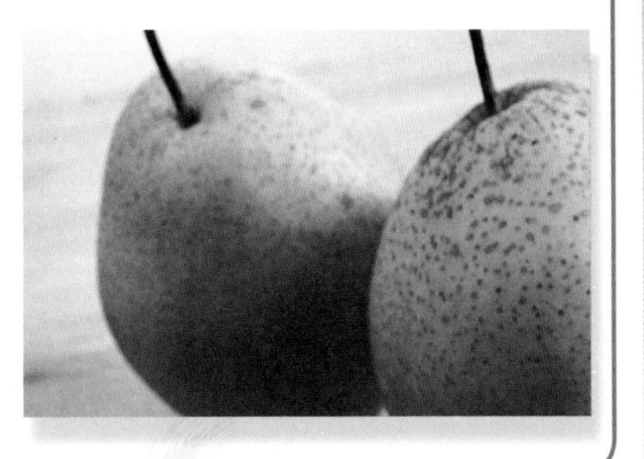

荔枝

荔枝，又名离枝，原产于我国，是岭南佳果， 色、香、味皆美，驰名中外，有“果王”之称。果肉鲜时呈半透明凝脂状，味香美。

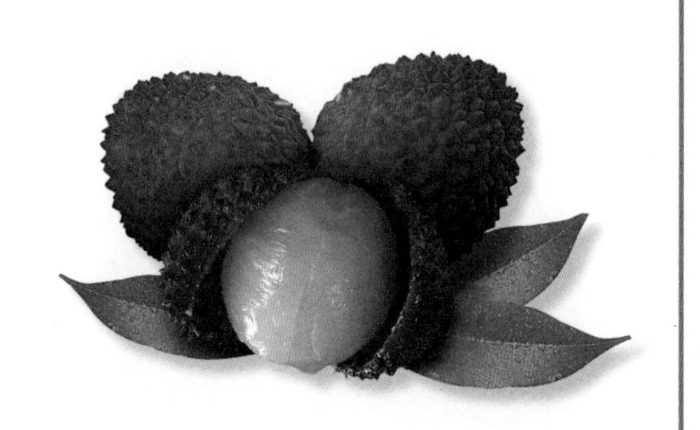

营养成分与药用功效

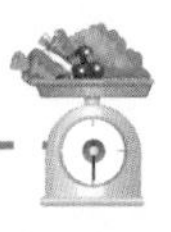

1.荔枝果肉具有健脾益肝、理气补血、温中止痛、养心安神的功效；荔枝核具有理气、散结、止痛的功效。
2.荔枝含有丰富的糖分、蛋白质、多种维生素、柠檬酸、果胶以及磷、铁等，是有益人体健康的水果。
3.研究证明，荔枝对大脑组织有补养作用，能明显缓解失眠、健忘、神疲等症。
4.荔枝肉含丰富的维生素C和蛋白质，有助于增强肌体免疫功能，提高抗病能力。
5.荔枝还可促进微细血管的血液循环，防止和减淡雀斑，令皮肤更加光滑。

适合人群

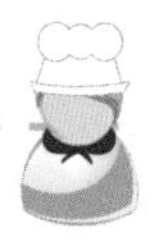

1.一般人皆可食用。
2.尤其适宜产妇、老人、体质虚弱、病后调养、贫血、胃寒及口臭者食用。
3.糖尿病人应慎食荔枝。
4.荔枝含有单宁，阴虚火旺、有上火症状的人忌食荔枝，以免加重症状；阴虚所致的咽喉干疼、牙龈肿痛、鼻出血等患者也忌食荔枝。

做法指导

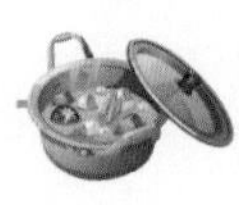

1.吃荔枝前后适当喝点盐水、凉茶或绿豆汤，可以预防“虚火”。
2.把新鲜荔枝去皮浸入淡盐水中，放入冰箱冰镇后食用，具有醒脾消滞的功效。

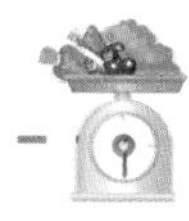

营养成分与药用功效

1.中医认为，猕猴桃味甘酸，能够清热生津、健脾止泻、解热除烦、利尿通便、帮助消化。
2.猕猴桃中富含的维生素C作为一种抗氧化剂，能够有效抑制氧化反应，防止癌症发生。
3.猕猴桃中含有的天然肌醇，有助于脑部活动，缓解忧郁。

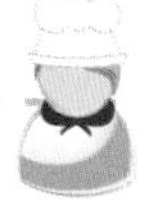

适合人群

1.一般人皆可食用。
2.脾虚便溏、风寒感冒、疟疾、痢疾、慢性胃炎、痛经、闭经、小儿腹泻者不宜食用猕猴桃。
3.特别适宜情绪低落者、常吃烧烤者、食欲不振者、消化不良者、经常便秘者以及癌症、高血压、心血管疾病患者食用。

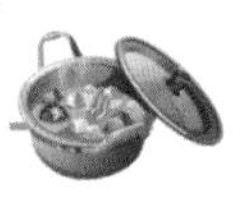

做法指导

1.可将果子从中间一分为二，然后用小勺挖果肉食用,也可以去皮后直接食用。
2.猕猴桃还可以榨果汁、做罐头等。
3.猕猴桃内有一种酶，可以将肉变嫩，炒肉时可加点猕猴桃汁，炖肉时可放几片猕猴桃鲜果，烹饪省时，又美味。

猕猴桃

猕猴桃，也称猕猴梨、藤梨、羊桃、阳桃、毛木果等，原产于我国南方，一般为椭圆形，表皮深褐色并带毛，其内则是呈亮绿色的果肉和黑色的种子。猕猴桃的质地柔软，有人认为其味道为草莓、香蕉、菠萝三者的混合。

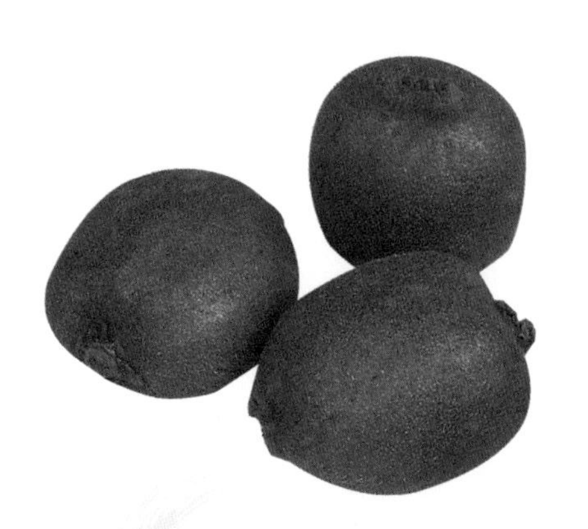

木瓜

木瓜又名番木瓜、乳瓜、番瓜、文冠果，其果皮光滑美观，果肉厚实细致、香气浓郁、汁多甜美，营养丰富，有“百益水果”、“水果之皇”之雅称，是岭南四大名果之一。木瓜富含氨基酸及钙、铁等，还含有木瓜蛋白酶、番木瓜碱，其维生素C的含量极为丰富，半个中等大小的木瓜足供成人一天所需的维生素C。

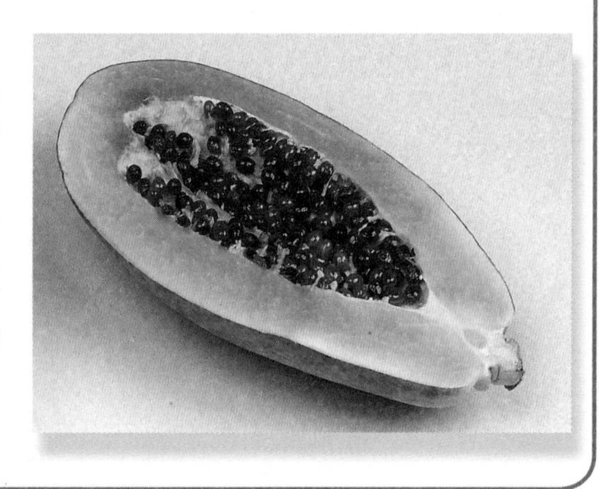

营养成分与药用功效

1.木瓜有健脾消食、降脂减肥的作用，适宜营养缺乏、消化不良、肥胖的人食用。
2.木瓜独有的番木瓜碱具有抗肿瘤功效，并能阻止人体致癌物质亚硝胺的合成，对淋巴性白血病细胞具有较强的抑制作用。
3.木瓜酶对乳腺发育很有帮助，有丰胸、催奶功效，产后乳汁缺乏的妇女食用能增加乳汁。
4.木瓜所含的墩果胶成分是一种具有护肝降酶、抗炎抑菌、降低血脂、软化血管等功效的化合物。
5.木瓜性温，不寒不燥，其中的营养容易被皮肤直接吸收，让皮肤变得光洁、柔嫩、细腻，皱纹减少、面色红润。

适合人群

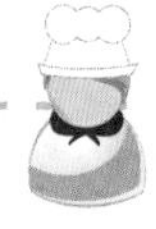

1.一般人皆可食用。
2. 木瓜中的番木瓜碱，对人体有小毒，每次食量不宜过多，过敏体质者应慎食。
3.怀孕时不能多吃木瓜，以免引起子宫收缩。

做法指导

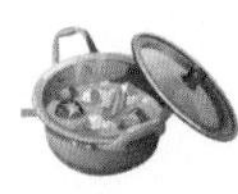

1.木瓜可以生吃，也可作为蔬菜和肉类一起烹制。
2.生或半生的木瓜比较适合煲汤，生食则应选购成熟的木瓜。

营养成分与药用功效

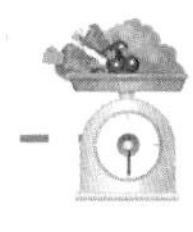

1.芒果含多酚类等化合物，具有辅助抗癌的功效。
2.芒果汁能增强胃肠蠕动，缩短粪便在结肠内停留时间，因此食芒果对防治结肠癌很有裨益。
3.芒果中所含的芒果苷有祛痰止咳的功效，对咳嗽痰多气喘等症有辅助治疗作用。
4.芒果中含维生素C较高，常食芒果可以不断补充体内维生素C的消耗，降低胆固醇、甘油三酯，有利于防治心血管疾病。
5.芒果的糖类及胡萝卜素含量非常丰富。

适合人群

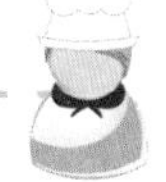

1.一般人皆可食用。
2.皮肤病、糖尿病患者忌食芒果。
3.过敏体质者禁食芒果，以免发生过敏反应。

做法指导

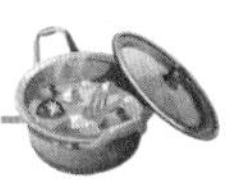

1.芒果以皮色黄橙而均匀、表皮光滑无黑点、触摸时坚实而有肉质感、香味浓郁、果蒂周围无黑点为佳。
2.芒果多去皮直接食用，也可制作水果色拉或榨汁。

芒 果

芒果为漆树科植物芒果的成熟果实，呈肾形，主要品种有土芒果与外来的芒果，未成熟前土芒果的果皮呈绿色，外来种呈暗紫色；土芒果成熟时果皮颜色不变，外来种则变成橘黄色或红色。芒果果肉为黄色，有纤维，有香气，味道香甜。土芒果种子大、粗纤维多，外来种不带纤维。

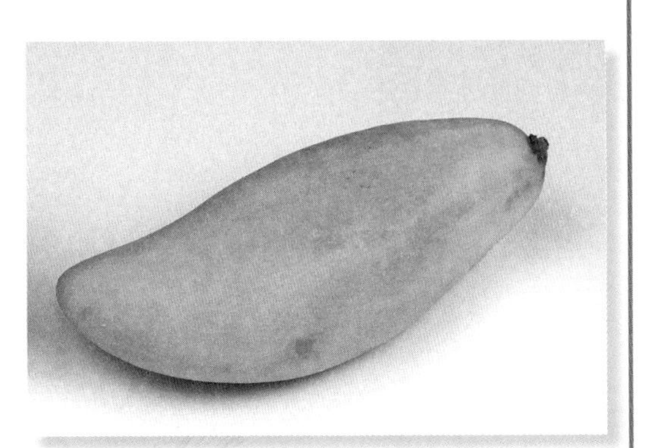

苹果

苹果，酸甜可口，营养丰富，是老幼皆宜的水果之一。它的营养价值和医疗价值都很高，被誉为“大夫第一药”。苹果原产于欧洲、中亚和我国新疆西部一带，栽培历史已有5000年以上。中亚野苹果被认为是现代栽培苹果祖先之一，为欧洲及美国栽培苹果的原始种。

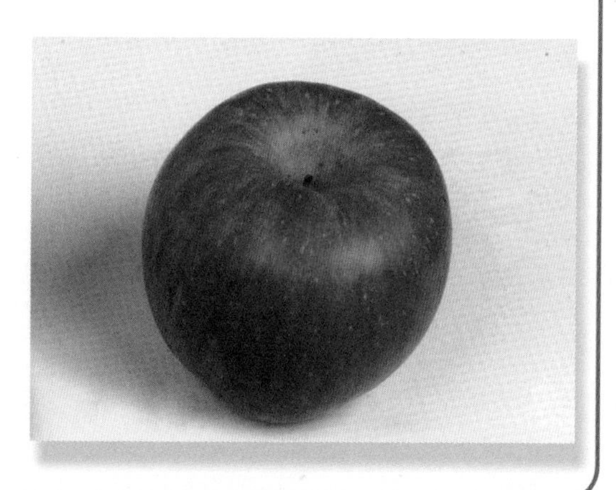

营养成分与药用功效

1.中医认为，苹果具有生津止渴、润肺健脾、养胃益气、润肠止泻、解暑、醒酒，降低胆固醇等功效。
2.在空气污染的环境中，多吃苹果可改善呼吸系统和肺功能，保护肺部少受污染和烟尘的影响。
3.苹果中含的多酚及黄酮类是天然抗氧化物质，可以减少患肺癌的危险，预防铅中毒。
4.苹果特有的香味可以缓解压力过大造成的不良情绪，还有提神醒脑的功效。
5.苹果中富含膳食纤维，可促进胃肠蠕动，协助人体顺利排出废物，减少有害物质对皮肤的危害。
6.苹果中含有大量的镁、铁，铜、碘、锌等微量元素，可使皮肤细腻、润滑、红润有光泽。
7.准妈妈每天吃1~2个苹果可以减轻孕期反应。

适合人群

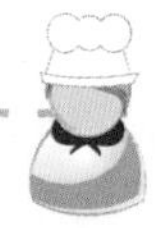

1.一般人皆可食用。
2.苹果富含糖类和钾盐，肾炎和糖尿病患者不宜多吃苹果。

做法指导

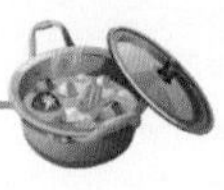

将削皮的苹果浸于凉开水里，可防止氧化变色，并使苹果清脆香甜。

营养成分与药用功效

1.柠檬含有烟酸和丰富的柠檬酸，其味极酸，柠檬酸汁有很强的杀菌作用。
2.柠檬能促进胃中蛋白分解酶的分泌，增强胃肠蠕动。
3.柠檬汁中含有大量柠檬酸盐，能够抑制钙盐结晶，从而阻止肾结石形成。
4.吃柠檬还可以防治心血管疾病，故柠檬酸可与钙离子形成一种难分离的络合物，降低血中钙离子浓度，使血液凝固受阻，可预防和治疗高血压和心肌梗死。
5.柠檬酸是人体能量代谢过程中非常重要的化合物。
6.鲜柠檬维生素含量极为丰富，是美容的天然佳品，能防止和消除皮肤色素沉着，具有美白作用。
7.柠檬生食还具有良好的安胎止呕作用，因此柠檬是特别适宜女性的水果。

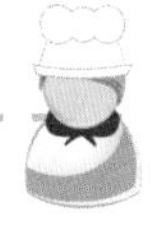

适合人群

1.一般人皆可食用。
2.胃溃疡、胃酸分泌过多、患有龋齿者应慎食柠檬。

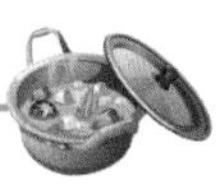

做法指导

1.柠檬富有香气，能祛除肉类、水产的腥膻之气，并能使肉质更加细嫩。
2.柠檬因太酸而不适合鲜食，可以用来配菜、榨汁。

柠 檬

柠檬是芸香科柑橘属的常绿小乔木，原产东南亚，现主要产地为美国、意大利、西班牙和希腊。主要为榨汁用，有时也用做烹饪调料，但因为太酸，基本不用作鲜食。柠檬由阿拉伯人带往欧洲，古希腊、古罗马的文献中均无记载，15世纪时才在意大利热那亚开始种植。

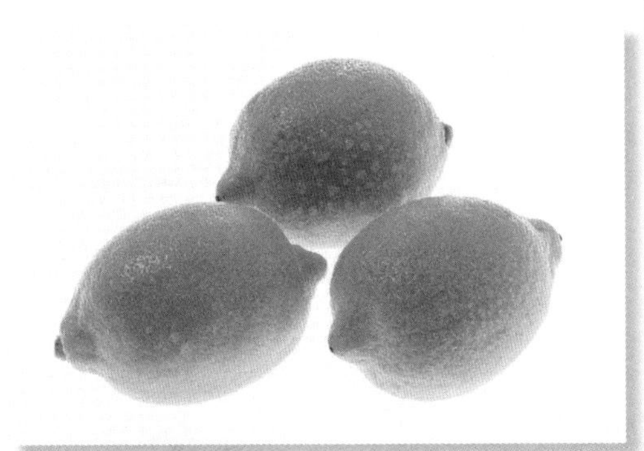

桃

桃的果实多汁，可以生食或制桃脯、罐头等，核仁也可以食用。果肉有白色和黄色的，一般在亚洲最受欢迎的品种多为白色果肉，多汁而甜；欧洲、澳大利亚和北美洲的人则喜欢黄色果肉、较酸的品种。

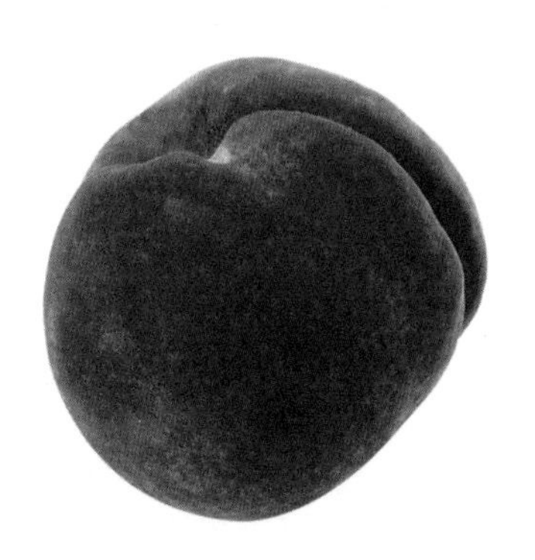

营养成分与药用功效

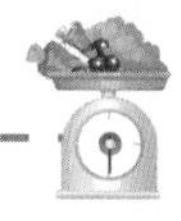

1.桃有补血益气、养阴生津的作用，可用于大病之后、气血亏虚、面黄肌瘦、心悸气短者。
2.桃的含铁量较高，是缺铁性贫血患者的理想补益食物。
3.桃仁有活血化淤、润肠通便作用，可用于闭经、跌打损伤等辅助治疗。
4.桃仁提取物有抗凝血作用，并能抑制咳嗽中枢而止咳，同时能使血压下降，可用于高血压病人的辅助治疗。

适合人群

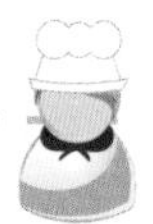

1.一般人皆可食用。
2.桃含钾多，含钠少，适合水肿患者食用。
3.内热偏盛、易生疮疖者不宜多食。
4.糖尿病患者、便秘者、脾胃虚寒者不宜多食。

做法指导

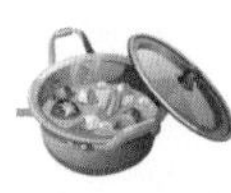

1.鲜食、制脯或煎汁。
2.食用桃前要将桃毛洗净，以免刺入皮肤，引起皮疹；或吸入呼吸道，引起咳嗽、咽喉刺痒等症。

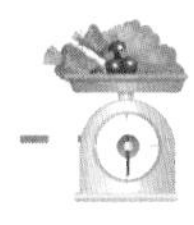

营养成分与药用功效

1.中医认为，葡萄性平味甘，能滋肝肾、生津液、强筋骨，补益气血，通利小便，可用于脾虚、水肿、气短乏力、小便不利等病症的辅助治疗。
2.葡萄中的糖主要是葡萄糖，能很快被人体吸收，当人体出现低血糖时，若及时饮用葡萄汁，可很快使症状缓解。
3.研究发现，葡萄能比阿斯匹林更好地阻止血栓形成，并且能降低人体血清胆固醇水平，降低血小板凝聚，对预防心脑血管病有一定作用。
4.葡萄中含的原花青素是一种强力抗氧化剂，可抗衰老，并可清除体内自由基。
5.食用葡萄后应间隔4小时再吃水产品为宜，以免葡萄中的糅酸与水产品中的钙质形成难以吸收的物质，影响健康。

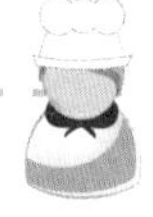

适合人群

1.一般人皆可食用。
2.尤其适合肾炎、高血压、水肿患者，儿童、孕妇、贫血患者，神经衰弱、过度疲劳、体倦乏力、肺虚咳嗽、盗汗者，四肢筋骨疼痛者以及癌症患者食用。
3.糖尿病患者、便秘者、脾胃虚寒者不宜多食。

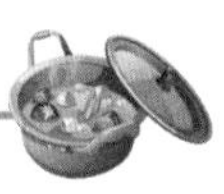

做法指导

葡萄的清洗：可去蒂后放在盆里，加入适量面粉，轻搅几下，然后将浑浊的面粉水倒掉，再用清水冲净即可。

葡萄

葡萄是葡萄属葡萄科植物葡萄的果实，为落叶藤本植物，是世界最古老的植物之一。葡萄原产于欧洲、西亚和北非一带。据考古资料，最早栽培葡萄的地区是小亚细亚里海和黑海之间及其南岸地区。中国栽培葡萄已有2000多年历史，相传为汉代人张骞引入。

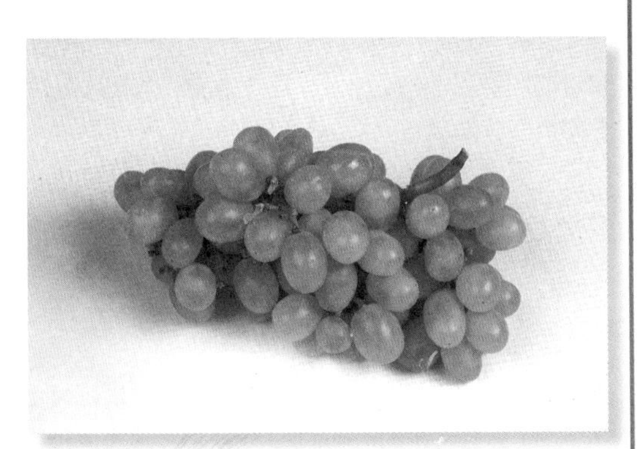

香蕉

香蕉为芭蕉科芭蕉属植物，热带地区广泛栽培食用。香蕉味香、富于营养，终年可收获，在温带地区也很受重视。香蕉喜湿热气候，在土层深、土质疏松、排水良好的地里生长旺盛。

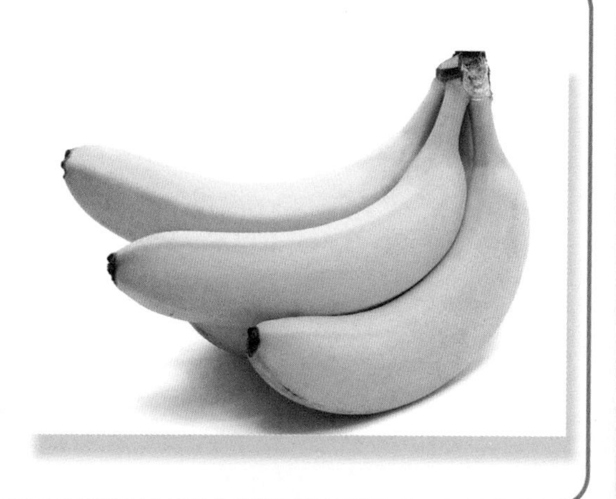

营养成分与药用功效

1.香蕉性寒味甘，能清肠热、润肠通便，可治疗热病烦渴等症。
2.香蕉能缓解胃酸的刺激，保护胃黏膜。
3.香蕉中含血管紧张素转化酶抑制物质，可以抑制血压的升高。
4.香蕉果肉提取物对细菌、真菌有抑制作用，可消炎解毒。
5.香蕉中大量的碳水化合物、膳食纤维等可以防癌抗癌。
6.香蕉含有大量糖类物质及其他营养成分，可充饥、补充营养及能量。

适合人群

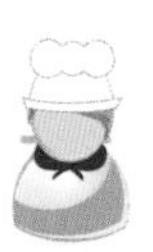

1.一般人皆可食用。
2.尤其适合口干烦躁、咽干喉痛、大便干燥、痔疮、大便带血者，上消化道溃疡者，饮酒过量而宿醉未解者，高血压、冠心病、动脉硬化者食用。
3.脾胃虚寒、便溏腹泻者不宜多食，急慢性肾炎及肾功能不全者忌食。

做法指导

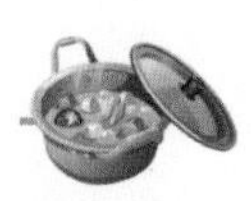

香蕉在冰箱中存放容易变黑，应该把香蕉放进塑料袋里，再放一个苹果，然后尽量排出袋子里的空气，扎紧袋口，放在家里通风凉爽的地方，这样香蕉至少可以保存7天左右。

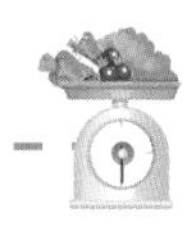

营养成分与药用功效

1.西瓜具有清热解暑、生津止渴、利尿除烦的功效，在发热、口渴汗多、烦躁时，吃上一块西瓜，症状会较快缓解。
2.常饮新鲜的西瓜汁，用鲜嫩的瓜皮擦脸，可增加皮肤弹性和光泽，减少皱纹。
3.西瓜皮别名翠衣，性凉味甘，有清暑解热、止渴、利小便功效。常用于暑热烦渴、小便短数、水肿、口舌生疮等症的辅助食疗。

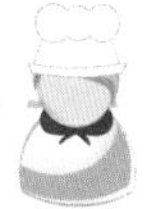

适合人群

1.一般人皆可食用。
2.尤其适宜高血压、急慢性肾炎、胆囊炎、高热不退患者食用。
3.糖尿病患者应少食西瓜，最好在两餐之间食用；脾胃虚寒、湿盛便溏者不宜食用。

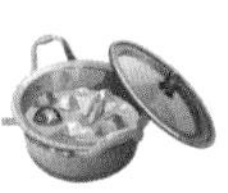

做法指导

1.生食，绞汁饮，煎汤或熬膏服。
2.西瓜切开后，应尽快吃完，否则易滋生细菌。
3.吃冰箱里存放的西瓜时，取出后一定要在常温中搁置片刻再吃，以免损伤身体。

西瓜

西瓜在汉代从西域引入，故名。西瓜甘甜多汁，清爽解渴，是盛夏佳果。西瓜除不含脂肪和胆固醇外，几乎含有人体所需的各种营养素，是一种最富有营养、最纯净、食用最安全的食品，堪称“瓜中之王”。

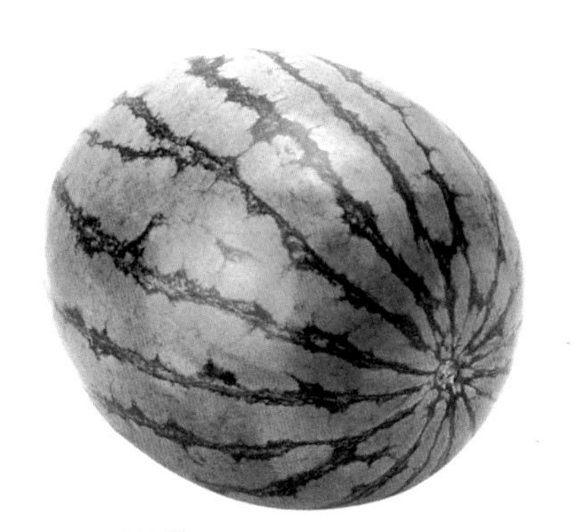

橙子

橙子为柑橘亚科柑橘属或柑橘亚属以下的植物，品种有锦橙、脐橙等。果实呈圆形或长圆形，表皮光滑，较薄，包裹紧密，不易剥离。肉酸甜适度，富有香气。

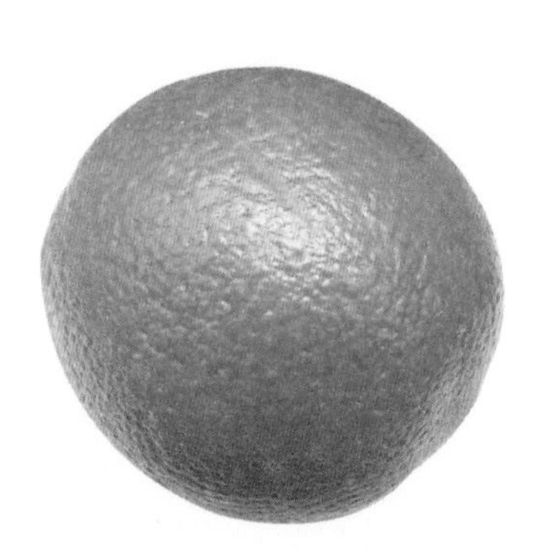

营养成分与药用功效

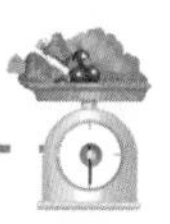

1.橙子味甘、酸，性凉，具有生津止渴、开胃下气、帮助消化、防治便秘的功效。饭后食橙子或饮橙汁，有解油腻、消积食、止渴、醒酒的作用。橙子营养丰富而全面，老幼皆宜。
2.橙子中含量丰富的维生素C，能增强肌体抵抗力，增强毛细血管弹性，降低血胆固醇。高血脂症、高血压、动脉硬化者常食橙子有益。
3.橙子所含的果胶，可促进肠道蠕动，有利于清肠通便，排除体内有害物质。
4.橙皮性味甘苦而温，止咳化痰功效胜过陈皮，是治疗感冒咳嗽、食欲不振、胸腹胀痛的良药。

适合人群

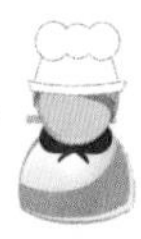

1.一般人皆可食用。
2.尤宜适宜胸膈满闷、恶心欲吐者及饮酒过多、宿醉未醒者食用。

做法指导

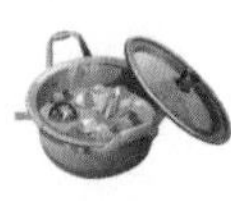

1.将橙子按在桌子上揉片刻，橙子皮与肉会比较容易剥离。
2.用刀似削苹果一样把皮一圈圈削下来，最后整个吃。
3.用刀从中间切开，大的切六瓣，小的切4瓣，然后每瓣将皮从一端分开。
4.用不锈钢的小勺，把橙子一头开个圈，把勺子扣过来（凸起的面朝上）从开好的小口伸进去，顺着橙子的弧度向下稍用力，到底，抽出勺子，然后重复以上动作，直到整个橙子皮与肉分离，很容易就剥开了。

杏

杏是我国北方主要栽培的果树品种之一，以果实早熟、色泽鲜艳、果肉多汁、酸甜适口为特色，深受人们的喜爱。

营养成分与药用功效

1.杏未熟的果实中含类黄酮，有预防心脏病的作用；苦杏仁能止咳平喘，润肠通便，可以辅助治疗肺病、咳嗽等疾病。
2.杏仁还含有丰富的维生素C和多酚类成分，能够降低人体内的胆固醇。

适合人群

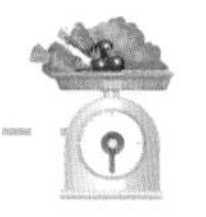

1.一般人皆可食用。
2.产妇、幼儿、病人特别是糖尿病患者，不宜吃杏或杏制品。

做法指导

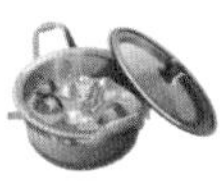

1.熟透的杏可以生食，也可以用将熟的杏加工成杏脯、杏干等。
2.甜杏仁可作为休闲小吃，也可做凉菜；苦杏仁一般入药，有小毒，不能多吃。

柚子

柚子是芸香科植物柚的果实，清香、酸甜、凉润，营养丰富，药用价值很高，是人们喜食的名贵水果之一，也是医学界公认的最具食疗效益的水果。

营养成分与药用功效

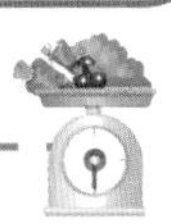

1.柚子中含钾丰富，几乎不含钠，因此是心脑血管病患者最佳的食疗水果。
2.柚中含有大量的维生素C，能降低血液中的胆固醇；柚子中还含有铬，可降低血糖。

适合人群

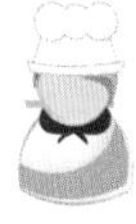

1.一般人皆可食用。
2.尤其适宜胃病、消化不良、慢性支气管炎、咳嗽、痰多气喘患者食用；脾虚便溏者慎食。

做法指导

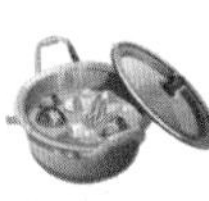

最好选择上尖下宽的标准型柚子，表皮须薄而光润，并且色呈淡绿或淡黄。

樱桃

樱桃又名莺桃、含桃、荆桃等，是上市最早的一种乔木果实，号称“百果第一枝”。其果实虽小如珍珠，但色泽红艳光洁，玲珑如玛瑙宝石，味道甘甜而微酸，既可鲜食，又可腌制或作为其他菜肴食品的点缀，倍受人们青睐。我国作为果树栽培的樱桃有中国樱桃、甜樱桃、酸樱桃和毛樱桃。

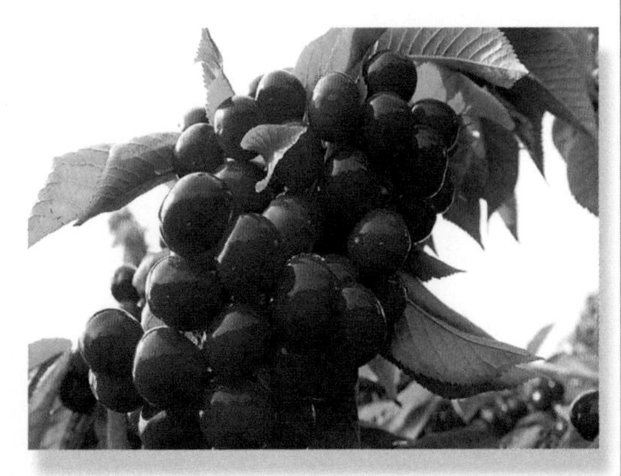

营养成分与药用功效

1.樱桃的含铁量特别高，常食樱桃可满足身体对铁元素的部分需求，促进血红蛋白再生，既可防治缺铁性贫血，又可增强体质，健脑益智。
2.樱桃营养丰富，具有调中益气、健脾和胃、祛风湿的作用，可以辅助治疗食欲不振、消化不良、风湿痛等。
3.经常食用樱桃能养颜驻容，使皮肤红润嫩白，去皱消斑。

适合人群

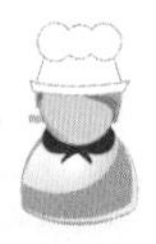

1.一般人皆可食用。
2.尤其适合消化不良、瘫痪、风湿腰腿痛、体质虚弱、面色无华者食用。
3.有溃疡症状及上火者慎食。

做法指导

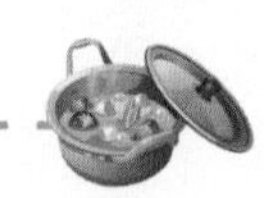

1.樱桃核仁含氰苷，水解后会产生氢氰酸，药用时应小心中毒。
2.应选择连有果蒂的、色泽光艳、表皮饱满的樱桃。
3.樱桃不宜保存，要趁新鲜食用。

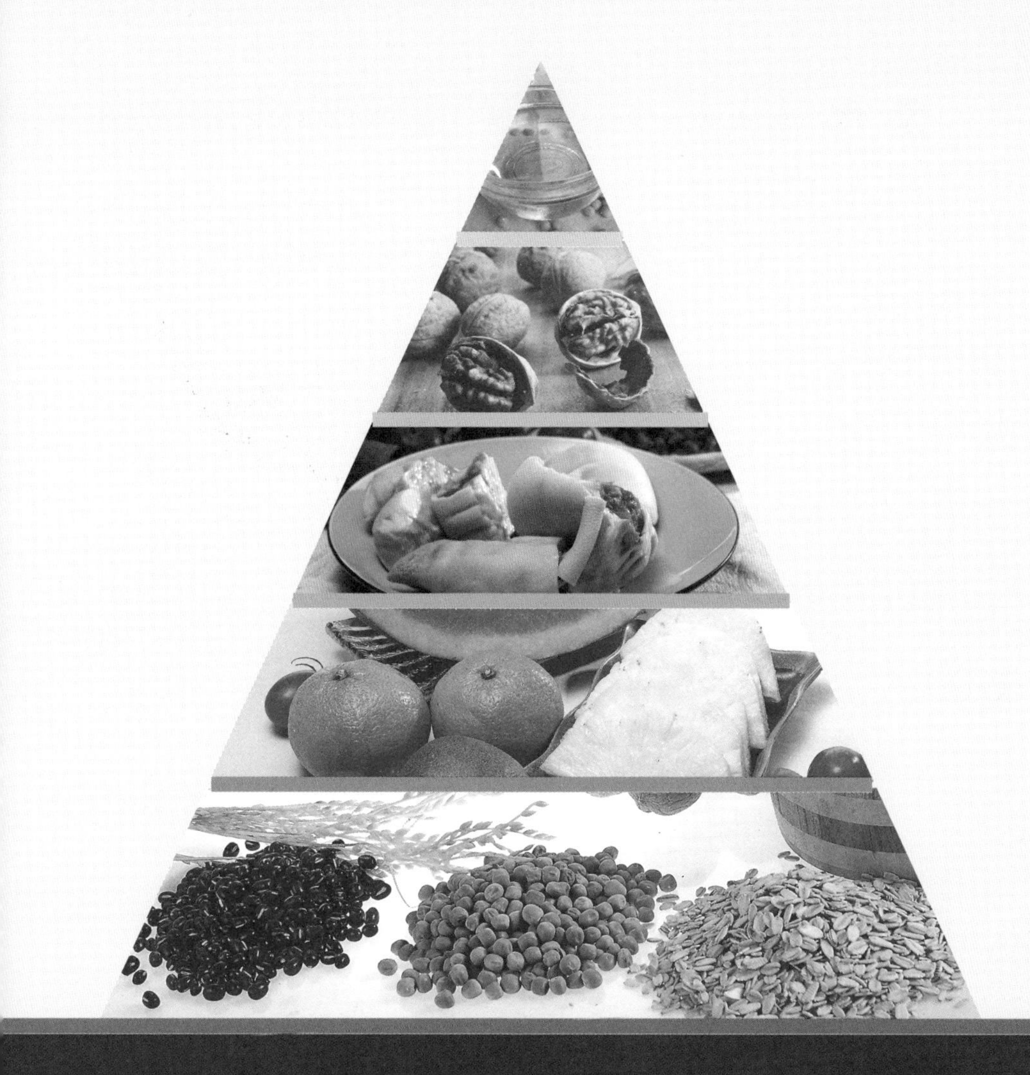

第四章　膳食宝塔第三层
——鱼、禽、肉、蛋

中华传统膳食结构中，对鱼禽肉蛋的使用讲究“五畜适为宜，过则害非浅”。五畜，指牛肉、羊肉、猪肉、狗肉、鸡肉等禽畜肉食，广义上则包括了畜、禽、鱼、蛋、奶之类的动物性食物。“五畜为益”，即以五畜为生命肌体营养的补益。动物性食物含有丰富的氨基酸，可以弥补植物蛋白质的摄入不足。但既然是补益，就不能成为每餐食物中的主角，应以适度为原则，食用过多则会伤及人体。

带鱼

带鱼又叫刀鱼、牙带鱼，鲈形目带鱼科动物，身体侧扁如带，呈银灰色，背鳍及胸鳍浅灰色，带有很细小的斑点，尾巴为黑色，头尖口大，到尾部逐渐变细。

带鱼体肥肉嫩、味道鲜美，只有中间一条大骨，无细刺，食用方便，是人们喜欢食用的一种海洋鱼类。

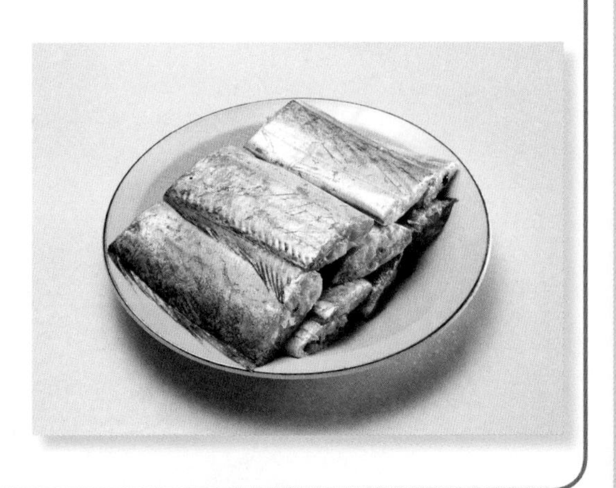

营养成分与药用功效

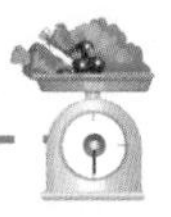

1.带鱼的脂肪含量高于一般鱼类，且多为不饱和脂肪酸，具有降低胆固醇的作用。

2.带鱼全身的鳞和银白色油脂层中含有一种抗癌成分，能辅助治疗白血病、胃癌、淋巴肿瘤。

3.经常食用带鱼，具有补益五脏的功效。

4.带鱼含有丰富的镁元素，对心血管系统有很好的保护作用，有利于辅助预防高血压、心肌梗死等心血管疾病。

5.带鱼还有健肝补血、泽肤养发的功效。

适合人群

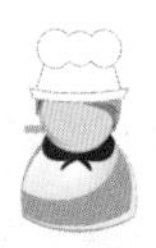

1.一般人皆可食用。

2.尤适久病体虚、血虚头晕、气短乏力、食少羸瘦、营养不良、皮肤干燥者食用。

3.凡患有疥疮、湿疹等皮肤病或皮肤过敏者忌食带鱼；红斑狼疮患者慎食；痈疖疔毒和淋巴结核、支气管哮喘患者忌食。

做法指导

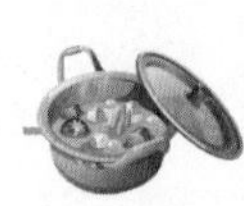

1.带鱼腥气较重，宜红烧、糖醋。

2.鲜带鱼与木瓜同食，对产后少乳、外伤出血等症具有一定疗效。

鲅鱼

鲅鱼体长而侧扁，体色银亮，背具暗色条纹或黑蓝斑点，口大，吻尖突，牙齿锋利，其肉质细腻、味道鲜美、营养丰富。

营养成分与药用功效

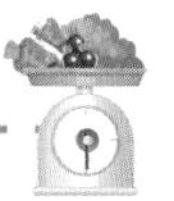

1.鲅鱼肉含丰富的蛋白质、矿物质等营养素。
2.鲅鱼有补气、止咳作用，对体弱咳喘有一定辅助疗效。

适合人群

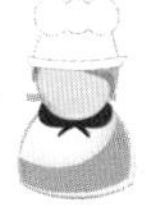

1.一般人皆可食用。
2.尤其适宜体弱咳喘、贫血、早衰、营养不良、产后虚弱和神经衰弱患者。

做法指导

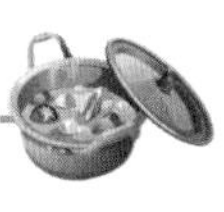

鲅鱼洗净后即可烹制，最宜红烧。还适合烹制红焖、清炖等菜肴；其肉还可制馅。

草鱼

草鱼又称鲩鱼，与青鱼、鳙鱼、鲢鱼并称为我国四大淡水鱼。草鱼肉质细嫩，骨刺少，营养丰富，性味甘、温、无毒。

营养成分与药用功效

1.草鱼含有丰富的不饱和脂肪酸，对血液循环有利，是心血管患者的良好食物。
2.草鱼含有丰富的硒元素，经常食用有抗衰老、养颜的功效，而且对肿瘤也有一定的辅助防治作用。

适合人群

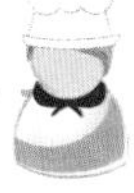

1.一般人皆可食用。
2.尤其适宜虚劳、风虚头痛、肝阳上亢高血压、头痛、久疟、心血管患者。

做法指导

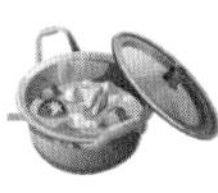

1.烹调时不用加味精就很鲜美。
2.将草鱼与蛋、胡椒粉同蒸，可明目，尤其适宜老年人温补健身。

大黄鱼

大黄鱼，鲈形目，石首鱼科，黄鱼属。又名黄鱼、大王鱼、大鲜、大黄花鱼、红瓜、金龙、黄金龙、桂花黄鱼、大仲、红口、石首鱼、石头鱼、黄瓜鱼。传统“四大海产”（大黄鱼、小黄鱼、带鱼、乌贼）之一，是我国近海主要经济鱼类。

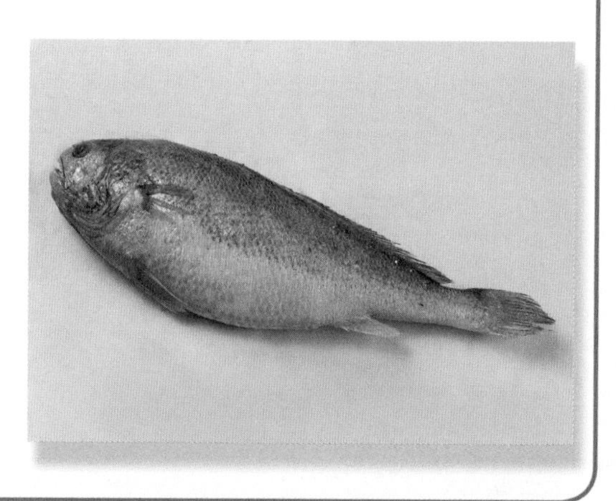

营养成分与药用功效

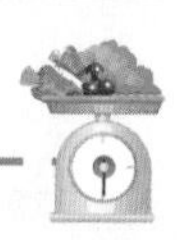

1.大黄鱼含有丰富的蛋白质、微量元素和维生素，对人体有很好的补益作用，体质虚弱的中老年人，食用黄鱼会收到很好的食疗效果。

2.大黄鱼含有丰富的微量元素硒，能清除人体代谢产生的自由基，延缓衰老，并对各种癌症有辅助防治功效。

适合人群

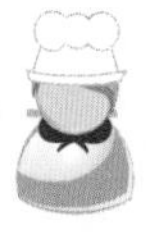

1.一般人皆可食用。

2.尤其适宜贫血、失眠、头晕、食欲不振及妇女产后体虚者食用。

3.哮喘病人和过敏体质的人应慎食。

做法指导

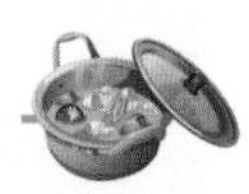

1.大黄鱼的肉质鲜嫩，适合清蒸；如果用油煎的话，油量需多一些，以免将黄鱼肉煎散，另外煎的时间不宜过长。

2.收拾大黄鱼时，揭去头皮，可去除异味。

营养成分与药用功效

1.鲈鱼富含蛋白质、钙、镁、锌、硒等营养元素，可补肝肾、益脾胃、化痰止咳，对肝肾不足的人有很好的补益作用。
2.鲈鱼可辅治胎动不安、少乳等症，孕妇和产妇吃鲈鱼，既补身，又不会造成营养过剩而导致肥胖。
3.鲈鱼血中含有较多的铜元素，铜能维持神经系统的正常功能，并参与数种物质代谢的关键酶的功能发挥，铜元素缺乏的人可食用鲈鱼来补充。

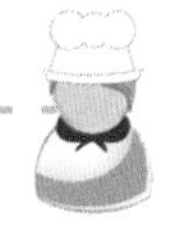

适合人群

1.一般人皆可食用。
2.尤其适宜贫血头晕、妊娠水肿、胎动不安者食用。
3.患有皮肤病、疮肿者忌食。
4.鲈鱼忌与牛油、羊油、奶酪和中药荆芥同食。

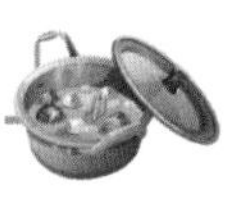

做法指导

1.鲈鱼肉质白嫩、清香，没有腥味，肉为蒜瓣形，最宜清蒸、红烧或炖汤。
2.为了保证鲈鱼的肉质洁白，宰杀时应把鲈鱼的鳃夹骨斩断，倒吊放血，待血污流尽后，放在砧板上，从鱼尾部顺着脊骨逆刀上，剖断胸骨，将鲈鱼分成软、硬两边，取出内脏，洗净血污即可。
3.巧去鱼腥味：将鱼去鳞剖腹洗净后放入盆中，倒一些黄酒，就能除去鱼的腥味，并能使鱼滋味鲜美；鲜鱼剖开洗净，在牛奶中泡片刻，既可除腥，又能增加鲜味。

鲈 鱼

鲈鱼，又称花鲈、寨花、鲈板、四肋鱼等，俗称鲈鲛，与长江鲥鱼、太湖银鱼、黄河鲤鱼并称为“四大名鱼”之一。鲈鱼分布于太平洋西部、我国沿海和通海的水体中以及黄海、渤海等海域。

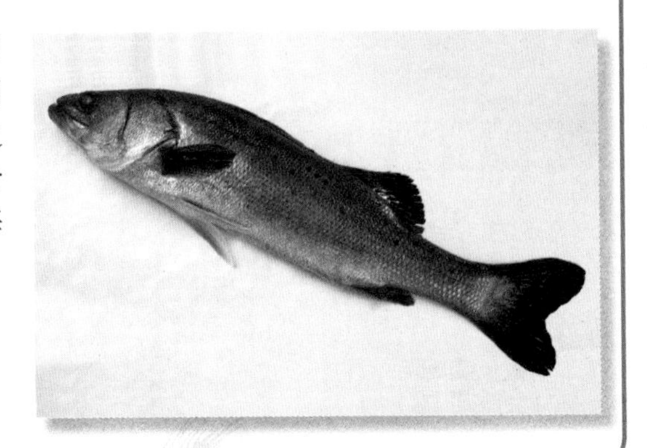

鳗鱼

鳗鱼，别名白鳝、青鳝、河鳗、鳗鲡、白鳗、风鳗、日本鳗，又称鳝，是一种外观类似蛇形的鱼类，具有鱼的基本特征。此外鳗鱼与鲑鱼类似具有洄游特性，一般产于咸淡水交界水域。

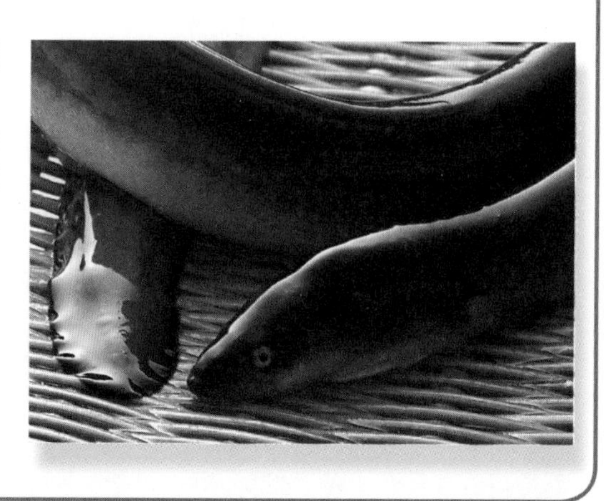

营养成分与药用功效

1.鳗鱼富含多种营养成分，具有补虚养血、祛湿、抗痨等功效，是久病、虚弱、贫血者及肺结核患者的良好营养品。
2.鳗鱼体内含有一种很稀有的西河洛克蛋白，具有良好的强精壮肾的功效，是年轻夫妇、中老年人的保健食品。
3.鳗鱼富含钙质，经常食用，能使身体强壮。
4.鳗鱼的肝脏含有丰富的维生素A，是夜盲患者的优良食品。

适合人群

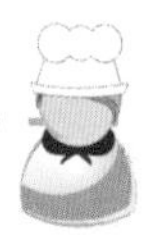

1.一般人皆可食用。
2.特别适宜年老、体弱者及年轻夫妇食用。
3.患有慢性疾患和水产品过敏史的人应忌食。

做法指导

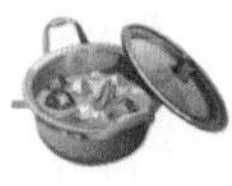

1.鳗鱼可红烧、清蒸。
2.还可以用来烧烤或者做寿司，味道鲜美。

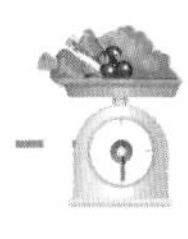

营养成分与药用功效

1.鳕鱼含丰富的蛋白质、维生素A、维生素D、钙、镁、硒等营养素，营养丰富、肉味鲜美。

2.鱼肉中含有丰富的镁元素，对心血管系统有很好的保护作用，有利于预防高血压、心肌梗死等心血管疾病。

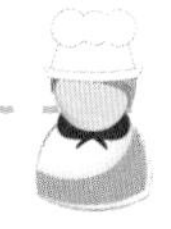

适合人群

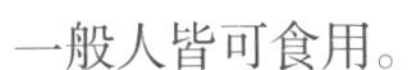

一般人皆可食用。

做法指导

1.鳕鱼可用于生食、凉拌、色拉等。

2.鳕鱼用于蒸、炖、烧烤，味道都很鲜美。

3.鳕鱼还经常用于西餐、汉堡、寿司等。

4.肉质白细鲜嫩，清口不腻，不少国家把鳕鱼作为主要食用鱼类。

5.除鲜食外，还加工成各种水产食品。此外，鳕鱼肝大而且含油量高，富含维生素A和维生素D，是提取鱼肝油的原料。

鳕 鱼

鳕鱼是人们的主要食用鱼类之一，原产于从北欧至加拿大及美国东部的北大西洋寒冷水域。目前鳕鱼主要出产国是加拿大、冰岛、挪威及俄罗斯，日本产地主要在北海道。鳕鱼是全世界年捕捞量最大的鱼类之一，具有重要的经济价值。

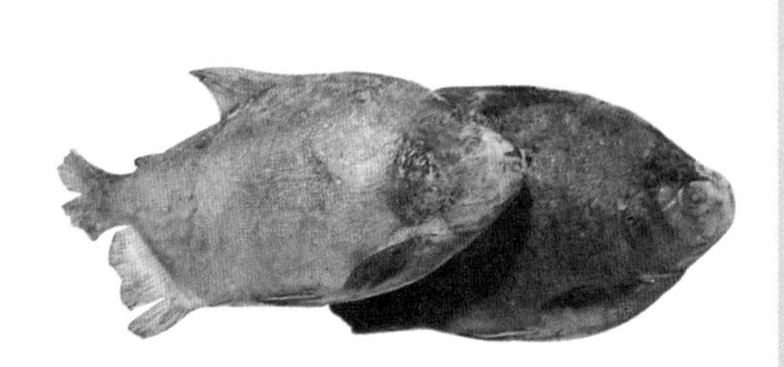

鲢鱼

鲢鱼又叫白鲢、水鲢、跳鲢、鲢子,属于鲤形目，肉质鲜嫩，营养丰富，是人们主要食用的淡水鱼类，与青鱼、鳙鱼、草鱼并称为我国四大淡水鱼。

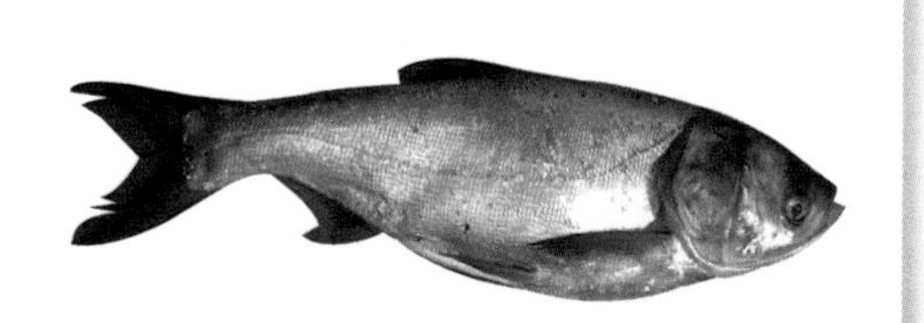

营养成分与药用功效

1.鲢鱼能提供丰富的蛋白质，既能健身，又能美容，是女性滋养肌肤的理想食物。
2.鲢鱼有健脾补气、温中暖胃的功效，尤其适宜冬天食用。
3.鲢鱼有很好的保健功效，适用于脾胃虚寒体质、 便溏、皮肤干燥者，也可用于脾胃气虚所致的乳少等症。

适合人群

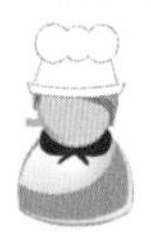

1.一般人皆可食用。
2.脾胃蕴热者不宜食用。
3.瘙痒性皮肤病、内热、荨麻疹、癣病者应忌食。

做法指导

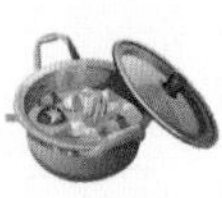

1.清洗鲢鱼的时候，要将鱼肝、鱼胆去除，因其中含有毒物质。
2.鲢鱼适用于烧、炖、清蒸、油浸等烹调方法，尤以清蒸、油浸最能体现出鲢鱼清淡、鲜香的特点。
3.将鱼去鳞、剖腹洗净后放入盆中，倒一些黄酒，能除去鱼的腥味，并能使鱼滋味鲜美。
4.鲜鱼剖开洗净，在牛奶中泡片刻，既可除腥，又能增加鲜味。

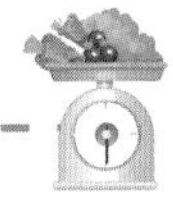

营养成分与药用功效

1.鲇鱼含有的蛋白质和脂肪较多，对体弱虚损、营养不良者有较好的食疗作用。
2.鲇鱼是催乳的佳品，并有滋阴养血、补中气、开胃、利尿的作用，是妇女产后食疗滋补的必选食物。

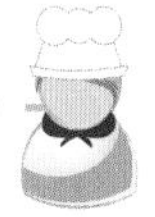

适合人群

1.一般人皆可食用。
2.尤其适宜老、幼、产妇及消化功能不佳、体弱虚损、营养不良、乳汁不足、小便不利、浮肿者食用。
3.痼疾、疮疡患者慎食。

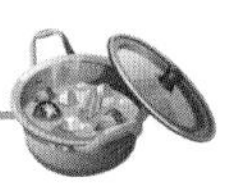

做法指导

1.鲇鱼药食俱佳，以炖煮最宜。
2.鲇鱼体表黏液丰富，宰杀后用沸水烫一下，再用清水冲洗，即可去除黏液。
3.清洗鲇鱼时，一定要将鱼卵去除，因为鲇鱼卵有毒，不能食用。
4.鲇鱼可用于清蒸、清炖、煮汤、红烧，做鱼丸子等。
5.用鲇鱼熬汤卧鸡蛋，连续食用可以增加乳汁。

鲇 鱼

鲇鱼又称为胡子鲢、黏鱼、塘虱鱼，生仔鱼，周身无鳞，身体表面多黏液，头扁口阔，上下颌有四根胡须。鲇鱼不仅含有丰富的营养，而且肉质细嫩、鲜味浓郁、刺少、易消化。仲春和仲夏之间为最佳的食用鲇鱼季节。

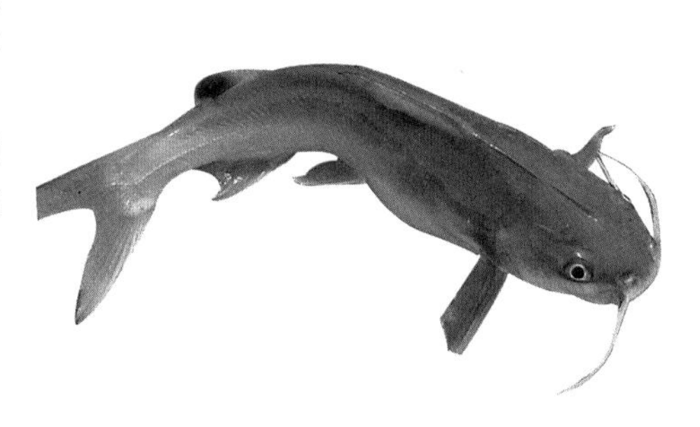

青鱼

青鱼主要分布于我国长江以南的平原地区，是长江中、下游和沿江湖泊里的重要鱼类和湖泊、池塘中的主要养殖对象，为我国淡水养殖的“四大家鱼”之一。

营养成分与药用功效

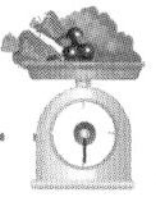

青鱼中除含有丰富的蛋白质、脂肪外，还含丰富的硒、碘等微量元素，故有抗衰老、抗癌作用。

适合人群

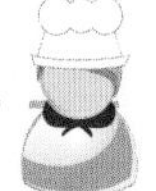

1.尤其适宜各类水肿、肝炎、肾炎、脚气、脾胃虚弱、气血不足、营养不良、高脂血症、高胆固醇、动脉硬化者食用。
2.脾胃蕴热者不宜食用，瘙痒性皮肤病、内热、荨麻疹、癣病者应忌食。

做法指导

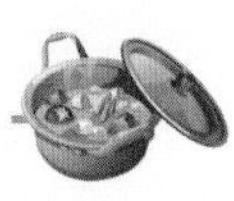

青鱼可红烧、干烧、清炖、糖醋或切段熏制，也可加工成条、片、块制作各种菜肴。

武昌鱼

武昌鱼驰名中外，盛产于武昌县和鄂州市共管的梁子湖中，封建社会时是贡品，现在是席上珍馐。烹制方法多种多样，十分讲究，其中最负盛名的是清蒸武昌鱼。

营养成分与药用功效

武昌鱼具有补虚、益脾、养血、祛风、健胃之功效，可以辅助预防贫血症、低血糖、高血压和动脉血管硬化等疾病。

适合人群

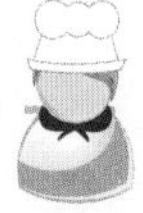

1.一般人皆可食用。
2.尤其适宜贫血、体虚、营养不良、不思饮食者食用。
3.患有慢性痢疾者忌食。

做法指导

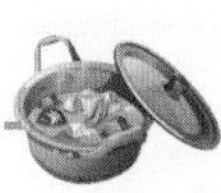

武昌鱼适合红烧、清蒸；小鱼适宜制作酥鱼。

营养成分与药用功效

1.鲤鱼补脾健胃、利水消肿、通乳、清热解毒、止嗽下气，可辅治水肿、浮肿、腹胀、少尿、黄疸、乳汁不通等，尤其对孕妇胎动不安、妊娠性水肿有很好的食疗效果。
2.鲤鱼的蛋白质不但含量高，而且质量也佳，能供给人体必需的氨基酸、矿物质、维生素A和维生素D等。
3.鲤鱼的脂肪多为不饱和脂肪酸，能降低胆固醇，可以防治动脉硬化、冠心病。

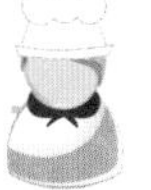

适合人群

1.适宜肾炎水肿、黄疸肝炎、肝硬化腹水、心衰导致的水肿、营养不良性水肿、脚气浮肿、咳喘及妊娠水肿、胎动不安、产后乳汁缺少者食用。
2.凡患有恶性肿瘤、淋巴结核、红斑狼疮、支气管哮喘、小儿痄腮、血栓闭塞性脉管炎、痈疽疔疮、荨麻疹、皮肤湿疹等疾病者均忌食；疮疡者慎食。

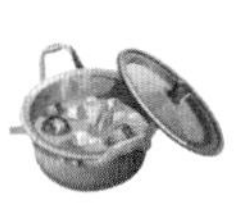

做法指导

1.鲤鱼鱼腹两侧各有一条同细线一样的白筋，去掉可以除腥味。在靠鲤鱼鳃部的地方切一个非常小的口，白筋就显露出来了，用镊子夹住，轻轻用力，即可抽掉。
2.鲤鱼的烹调方法较多，以红烧、干烧、糖醋为主。
3.用于通乳时应少放盐。
4.炸鲤鱼时用手提鱼尾，边炸边用热油淋浇鱼身，定型后再全部入油浸炸。

鲤鱼

鲤鱼体态肥胖、肉质细嫩，产于我国各地淡水河湖、池塘，一年四季均产，但以2～3月产的最肥。鲤鱼是人们日常喜爱食用并且很熟悉的水产品，逢年过节，餐桌上都少不了它，取其“年年有余”“鱼跃龙门”之意，增添喜庆气氛。

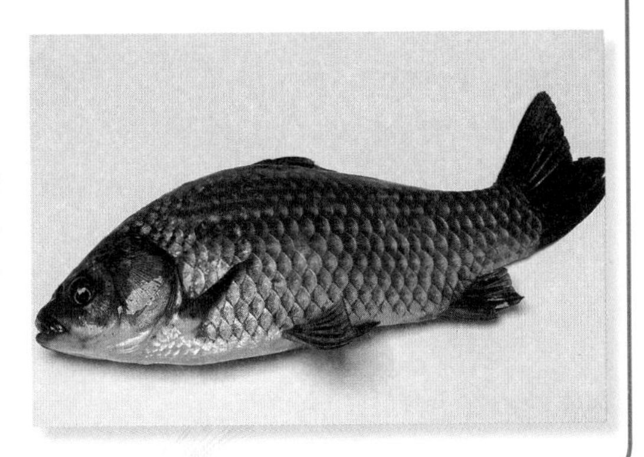

鲫鱼

鲫鱼俗称鲫瓜子，味道鲜美，肉质细嫩，极为可口。鲫鱼营养价值极高，营养素全面，含糖分多，脂肪少，所以吃起来既鲜嫩又不肥腻，还有点甜丝丝的感觉，冬令时节食用最佳。

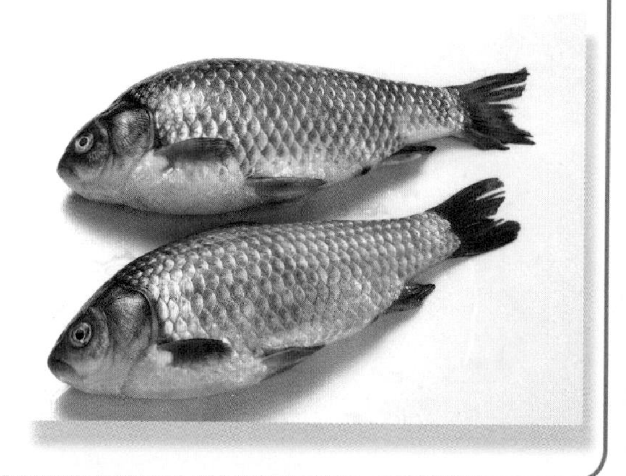

营养成分与药用功效

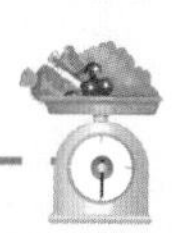

1.鲫鱼所含的蛋白质质优、齐全，容易消化吸收，是肝肾疾病、心脑血管疾病患者的良好蛋白质来源，经常食用，可补充营养，增强抗病能力。
2.鲫鱼有健脾利湿、和中开胃、活血通络、温中下气之功效，对脾胃虚弱、水肿、溃疡、气管炎、哮喘、糖尿病有很好的食疗作用。
3.给产后妇女炖食鲫鱼汤，既可以补虚，又有通乳的作用。
4.先天不足，后天失调，以及手术后、病后体虚者，经常吃鲫鱼很有益。
5.肝炎、肾炎、高血压、心脏病、慢性支气管炎等疾病的患者也可以经常食用鲫鱼，以增强抗病能力。
6.鲫鱼子能补肝养目，鲫鱼脑能健脑益智。

适合人群

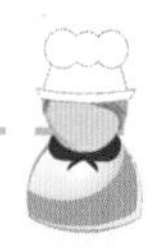

1.一般人皆可食用。
2.尤其适宜慢性肾炎水肿、肝硬化腹水、营养不良性浮肿、孕妇产后乳汁缺少、脾胃虚弱、饮食不香、小儿麻疹初期或麻疹透发不快、痔疮出血、慢性久痢者食用。
3.感冒发热期间不宜多吃鲫鱼。

做法指导

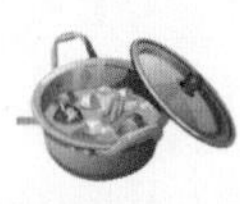

1.鲫鱼肉嫩味鲜，可做粥、汤、菜、小吃等，清蒸或炖汤营养效果最佳，若经煎炸则鲫鱼的功效会大打折扣。
2.鲫鱼与豆腐、莼菜炖汤是最佳搭配。

黑鱼

黑鱼又称乌鳢、乌鱼、蛇皮鱼、食人鱼、火头财鱼等，体圆长，口大牙利，性凶猛，肉较粗，口感不是太好，但非常有营养。

营养成分与药用功效

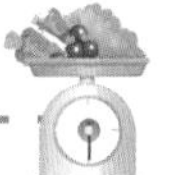

1.黑鱼肉中含蛋白质、脂肪等，还含有人体必需的钙、磷、铁及多种维生素。
2.黑鱼可辅助治疗身体虚弱、低蛋白血症、脾胃气虚、营养不良、贫血等。

适合人群

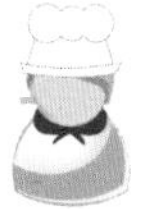

1.一般人皆可食用。
2.有疮者忌食。

做法指导

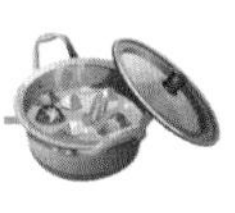

黑鱼出肉率高，肉厚色白，红肌较少，无肌间刺，味鲜，通常用来做鱼片。冬季出产的黑鱼最佳。

泥鳅

泥鳅，体细长，前段略呈圆筒形，后部侧扁，腹部圆，头小。泥鳅广泛分布于我国，可入药。

营养成分与药用功效

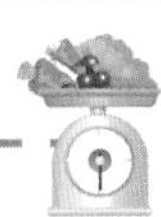

1.泥鳅所含脂肪较少，胆固醇更少，属高蛋白低脂肪食品。
2.泥鳅含不饱和脂肪酸，有助于人体抗衰老。

适合人群

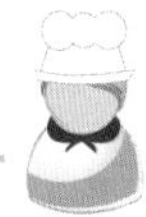

适宜身体虚弱、脾胃虚寒、营养不良、小儿体虚盗汗者及老年人，心血管疾病、癌症患者及放疗化疗后、急慢性肝炎、阳痿、痔疮、皮肤疥癣、瘙痒患者食用。

做法指导

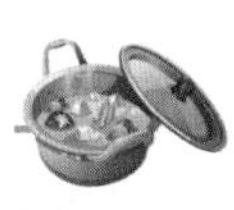

泥鳅和豆腐同烹，具有很好的进补和食疗作用。

鳝 鱼

鳝鱼，亦称黄鳝、长鱼、海蛇等，是我国特产。古医书《本经逢原》中有“大力丸”的配方，其中一味主药就是鳝鱼。鳝鱼味鲜，并且刺少肉厚，又细又嫩，与其他淡水鱼相比，别具一格。小暑前后的夏鳝鱼最为滋补味美，有“小暑黄鳝赛人参”之说。

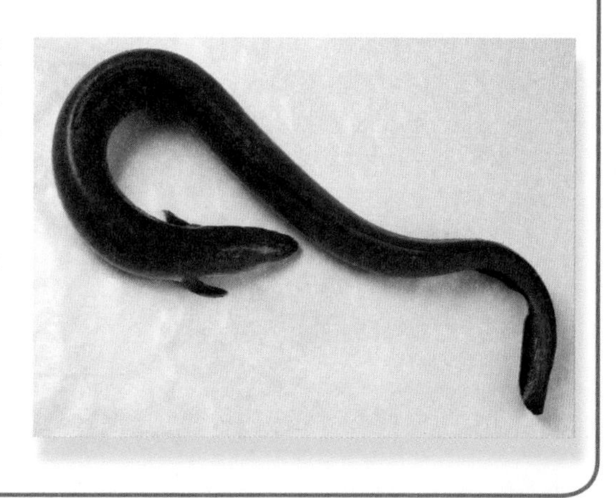

营养成分与药用功效

1.中医认为，鳝鱼具有和中益气、养血固脱、温阳强精、健肝补肾、祛风通络等功效。
2.鳝鱼富含DHA和卵磷脂，这是构成人体各器官组织细胞膜的主要成分，而且是脑细胞不可缺少的营养物质。
3.鳝鱼含降低血糖和调节血糖的“鳝鱼素”，且所含脂肪极少，是糖尿病患者的理想食品。
4.鳝鱼含丰富的维生素A，能增进视力，促进皮肤的新陈代谢。

适合人群

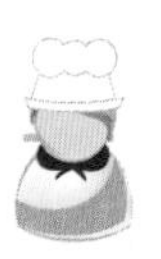

1.一般人皆可食用。
2.尤其适宜身体虚弱、气血不足、营养不良、子宫脱垂、内痔出血、风湿痹痛、四肢酸痛、糖尿病、高血脂、冠心病、动脉硬化者食用。
3.有瘙痒性皮肤病、痼疾宿病者，如支气管哮喘、淋巴结核、癌症、红斑性狼疮等应谨慎食用；凡病属虚热或热证初愈、痢疾、腹胀者不宜食用。

做法指导

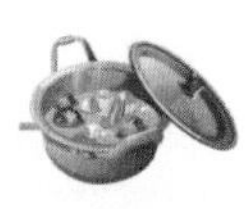

1.鲜鳝鱼体内含组氨酸较多，味鲜美。死后的鳝鱼体内的组氨快速增多，故所加工的鳝鱼必须是活的。
2.鳝鱼虽好，也不宜食之过量，否则不仅不易消化，而且还可能引发旧症。

营养成分与药用功效

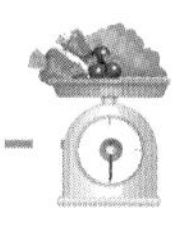

1.墨鱼所含的多肽，有抗病毒、抗射线作用。
2.墨鱼肉性平味咸，有养血滋阴、益胃通气、祛淤止痛的功效，常用于辅助治疗月经失调、血虚闭经、崩漏、心悸、遗精、耳聋、腰酸肢麻等。
3.墨鱼蛋具有补肾填精、开胃利水之功效。
4.墨鱼脊骨具有收敛止血、止酸等作用，常用于胃酸过多、胃及十二指肠溃疡、小儿软骨症等，外用可止血及治皮肤溃疡、多泪、阴囊湿疹等。

适合人群

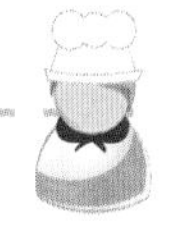

1.适宜阴虚体质、贫血、血虚经闭、带下、崩漏者食用。
2.脾胃虚寒的人应少食；高血脂、高脂血症、动脉硬化等心血管病、肾脏病、糖尿病及肝病患者应慎食；患有湿疹、荨麻疹、痛风、肾脏病、易过敏等疾病的人忌食。

做法指导

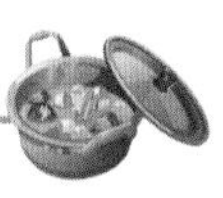

1.食用墨鱼的方法有红烧、爆炒、熘、炖、烩、凉拌及做汤，还可制成墨鱼馅饺子和墨鱼肉丸子。
2.墨鱼仔分切小块，更宜入味。
3.清洗墨鱼：墨鱼体内含有许多墨汁，不易洗净，可先撕去表皮，拉掉灰骨，放在装有水的盆中，在水中拉出内脏，再在水中挖掉眼珠，使其流尽墨汁，然后用清水将内外冲净。

墨鱼

墨鱼也称乌贼、墨斗鱼、目鱼等，属软体动物中的头足类。墨鱼的肉、脊骨（中药名为海螵蛸）均可入药。李时珍称墨鱼为“血分药”，是治疗妇女贫血的良药。

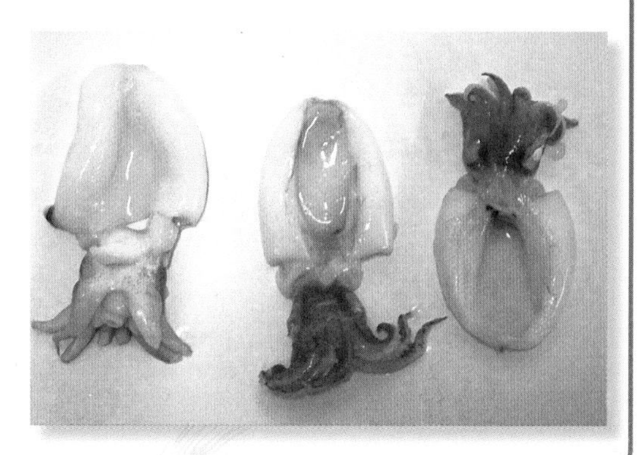

鱿鱼

鱿鱼，也称柔鱼、枪乌贼，营养价值很高，富含蛋白质、钙、磷、铁等，并含有十分丰富的硒、碘、锰、铜等微量元素。

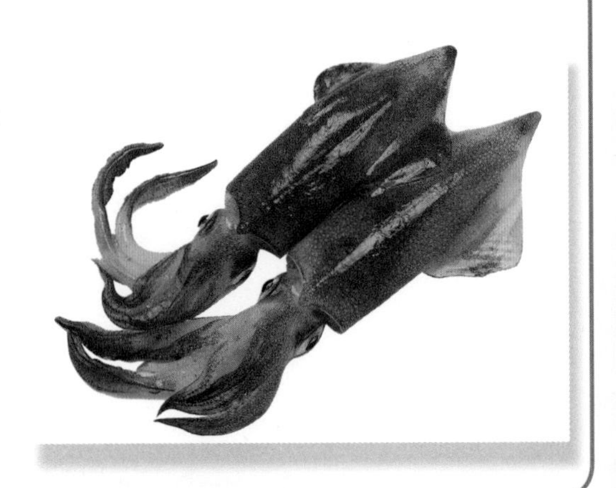

营养成分与药用功效

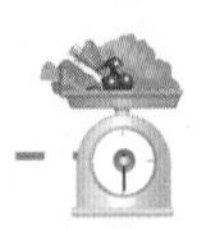

1.鱿鱼富含钙、磷、铁元素，利于人体骨骼发育和造血，能有效地辅助治疗贫血。
2.鱿鱼除富含蛋白质和人体所需的氨基酸外，还含有大量的牛磺酸，能缓解疲劳、恢复视力、改善肝脏功能。
3.鱿鱼所含的多肽和硒有抗病毒、抗射线作用。
4.鱿鱼能益气、通经，健肝、补血。

适合人群

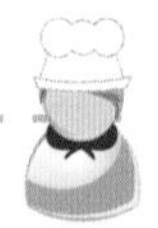

1.一般人皆可食用。
2.脾胃虚寒、肝病、湿疹、荨麻疹等疾病患者忌食。

做法指导

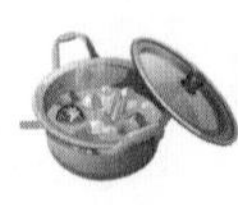

1.干鱿鱼发好后可以在炭火上烤后直接食用，也可汆汤、炒、烩。
2.干鱿鱼以身干、坚实、肉肥厚、呈鲜艳的浅粉色、体表略现白霜为上品。
3.鲜鱿鱼须煮熟透后再食，因为鲜鱿鱼中有一种多肽成分，若未煮透就食用，会导致肠运动失调。

营养成分与药用功效

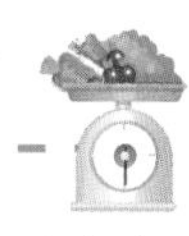

1.海虾营养丰富，并且肉质松软，易于消化，是身体虚弱以及病后需要调养的人极好的食物。
2.海虾中含有丰富的镁元素，对心脏具有重要的调节作用，能很好地保护心血管系统，减少血液中胆固醇的含量，有利于防治高血压以及动脉硬化。

适合人群

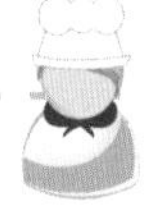

1.一般人皆可食用。
2.特别适宜老年人、孕妇、心血管病、肾虚阳痿、男性不育者食用。

做法指导

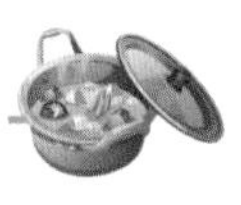

1.海虾无论蒸煮、清炖还是烧卤、煎炸，风味都非常香浓。
2.先把海虾的头去掉，就会看到黑色的虾线，食用时，一定将虾线去除。
3.从虾头和虾身的连接处向下数第3个关节处用牙签穿过虾身，一手拿虾，一手拿牙签，轻轻向外挑，就能轻轻去除虾线。

海 虾

海虾又名大红虾，为对虾科或龙虾科动物，生活于泥沙底的浅海，白昼不甚活动，常潜伏泥中，夜间则十分活泼，不时游至海水的上、中层，捕食浮游生物。

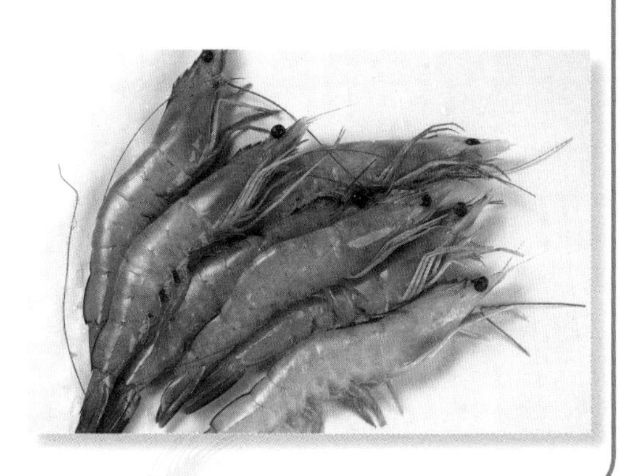

河虾

河虾广泛分布于我国江河、湖泊、水库和池塘中，又叫青虾，学名日本沼虾，是优质的淡水虾类。河虾肉质细嫩，味道鲜美，营养丰富，是高蛋白低脂肪的水产食品，颇受消费者青睐。

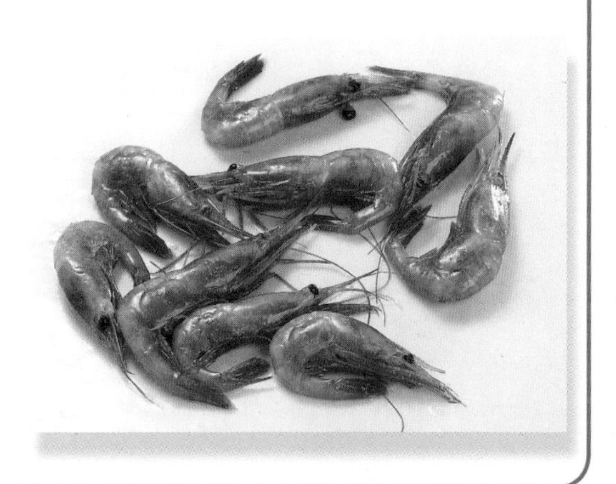

营养成分与药用功效

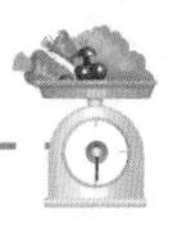

1.河虾营养丰富，且其肉质松软，易于消化，是身体虚弱以及病后需要调养的人极好的食物。

2.河虾中含有丰富的镁，镁对心脏活动具有重要的调节作用，能很好地保护心血管系统，可减少血液中胆固醇的含量，防止动脉硬化，同时还能扩张冠状动脉，有利于预防高血压及心肌梗死。

3.河虾的通乳作用较强，并且富含磷、钙，对小儿、孕妇尤有补益功效。

4.河虾体内很重要的一种物质就是虾青素，它是目前发现的最强的一种抗氧化剂，颜色越深说明虾青素含量越高。

适合人群

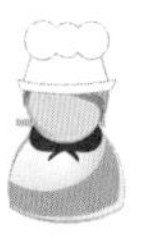

1.一般人皆可食用。

2.特别适宜中老年人、孕妇、心血管病、肾虚阳痿、男性不育、腰腿无力者食用；同时适宜中老年人缺钙所致的小腿抽筋者食用。

3.宿疾者、正值上火之时不宜吃虾；体质过敏，如患过敏性鼻炎、支气管炎、反复发作性过敏性皮炎的患者不宜吃虾；另外，患有皮肤疥癣者忌食。

做法指导

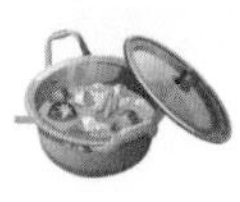

1.河虾可蒸、煮、炸以及做馅料等。

2.色发红、身软、掉拖的虾不新鲜，应尽量不吃；腐败变质虾不可食。虾背上的虾线应去除。

营养成分与药用功效

1.虾皮中含有丰富的蛋白质和矿物质，尤其是钙的含量极为丰富，有“钙库”之称，是缺钙者补钙的较佳途径。
2.虾皮中含有丰富的镁元素，镁对心脏活动具有重要的调节作用，能很好地保护心血管系统，可减少血液中的胆固醇含量，对于预防动脉硬化、高血压及心肌梗死有一定的作用。
3.虾皮还有镇定作用，常用来治疗神经衰弱、植物神经功能紊乱等症。
4.老年人常食虾皮，可预防自身因缺钙所致的骨质疏松症；老年人的饭菜里加一些虾皮，对提高食欲和增强体质都很有好处。但虾皮中胆固醇含量较高，有高胆固醇血症的患者不宜用其补钙。

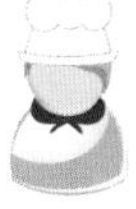

适合人群

适宜中老年人、孕妇、心血管病、肾虚阳痿、男性不育症、腰腿无力者食用；患过敏性鼻炎、支气管炎、反复发作性过敏性皮炎的老年人不宜吃虾皮。

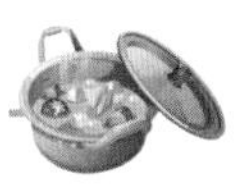

做法指导

1.虾皮可用来做汤，家常菜、凉拌菜中的辅料，还可包馄饨，做寿司的配料等。
2.生晒虾皮的选购：生晒虾皮无盐分，鲜味浓，口感好，而且不易发潮霉变，可长期存放。买时要注意色泽，以色白明亮为佳；如果色深黄，个体软碎，又无光泽，则质量欠佳，不宜购买。
3.煮熟晒干虾皮的选购：以色淡红、有光泽、软硬适中、鲜味浓者为佳。

虾 皮

虾皮主要是由毛虾加工制成。毛虾产量大，群体集中，是我国海产虾类中产量最大的虾类资源，常见的有中国毛虾和日本毛虾。一般都就地晒干加工成虾皮。因虾小，使人感觉似虾皮，因此得名。

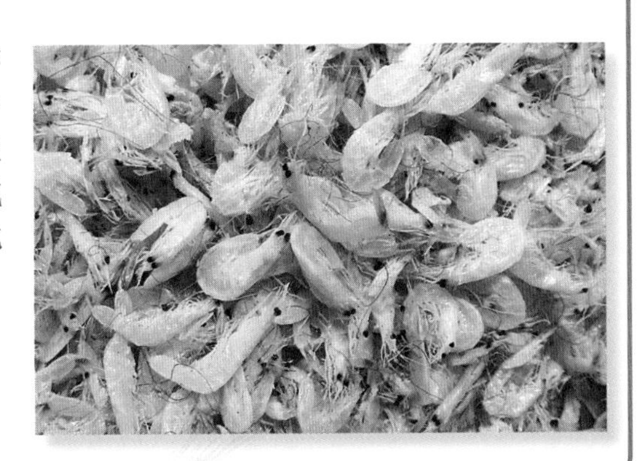

梭子蟹

梭子蟹因头胸甲呈梭子形，故名。舟山群岛附近海域是我国梭子蟹的主要产地。常见的有红星梭子蟹、远海梭子蟹和三疣梭子蟹等。

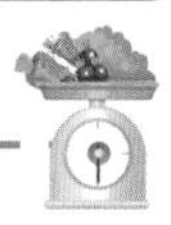

营养成分与药用功效

1.梭子蟹肉质细嫩、洁白，富含蛋白质、脂肪及多种矿物质。
2.梭子蟹含有丰富的微量元素，对身体有很好的滋补作用。

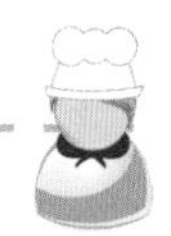

适合人群

一般人皆可食用。特别适宜结核病患者食用；体寒者少食。

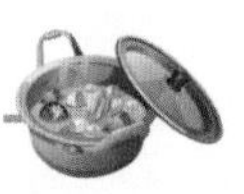

做法指导

1.螃蟹性咸寒，又是食腐动物，所以吃时必须蘸姜末醋汁来祛寒杀菌，不宜单食。
2.螃蟹的鳃、沙包、内脏含有大量细菌和毒素，一定要去除。

海蜇

海蜇又名水母、白皮子。海蜇皮是一层胶质物，营养价值较高；海蜇头稍硬，胶质与蛰皮相近。

营养成分与药用功效

1.海蜇尤其富含碘；海蜇含有类似于乙酰胆碱的物质，能扩张血管，降低血压。
2.海蜇软坚散结、清热化痰，对气管炎、胃溃疡、风湿性关节炎等疾病患者有益。

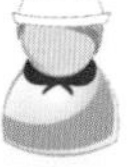

适合人群

尤其适宜中老年急慢性支气管炎、咳嗽哮喘、痰多黄稠、高血压、头昏脑胀、烦热口渴以及大便秘结者食用。

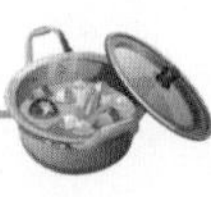

做法指导

1.食用凉拌海蜇时应适当加些醋，否则会使海蜇“走味”。
2.有异味的海蜇已腐烂变质，不可食用。

营养成分与药用功效

1.海螺肉丰腴细腻，味道鲜美，营养丰富。
2.螺肉含有丰富的蛋白质、铁和钙等营养素，可以辅助治疗黄疸、水肿、小便不通、痔疮便血、脚气、消渴、风热目赤肿痛等。
3.海螺具有清热明目、利膈益胃的功效。

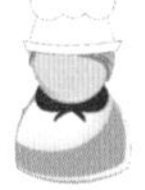

适合人群

1.海螺适宜肥胖症、高脂血症、冠心病、动脉硬化、脂肪肝患者食用，但海螺尾部的胆固醇含量高，食用前最好去掉，特别是对高脂血症、脂肪肝患者。
2.脾胃虚寒，便溏腹泻、风寒感冒、女性行经期间及产后忌食海螺。
3.吃海螺不可饮用冰水，否则会导致腹泻。

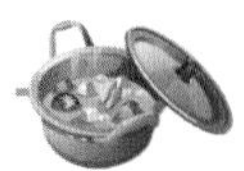

做法指导

1.螺肉可爆、炒、烧、汆汤、打卤，或水煮后配以姜、醋、酱油食用。
2.烹制螺类应在10分钟以上，以防止病菌和寄生虫感染。

海 螺

海螺属软体动物腹足类，产于沿海浅海海底，以山东、辽宁、河北居多，产期在5～8月。海螺贝壳边缘轮廓略呈四方形，大而坚厚，壳高达10厘米左右，螺层6级，壳口内为杏红色，有珍珠光泽。

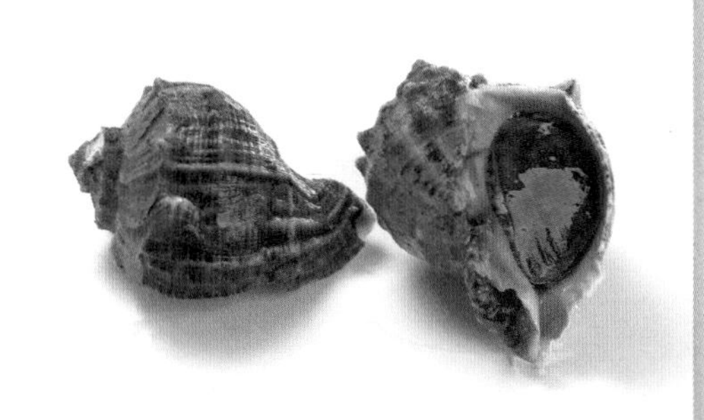

田螺

田螺为软体动物，身体分为头部、足、内脏囊等3部分，头上长有口、眼、触角以及其他感觉器官，体外有一个外壳。田螺可以食用，可食部分主要是它的肉质足。田螺在全国大部地区均有分布，可在夏、秋季节捕取。

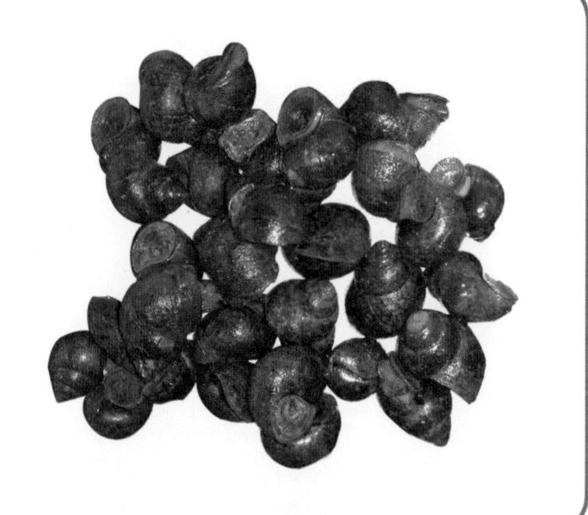

营养成分与药用功效

1.田螺有“盘中明珠”的美誉，含有丰富的蛋白质、维生素和人体必需的微量元素，是典型的高蛋白、低脂肪、高钙质的天然动物性保健食品，对目赤、黄疸、脚气、痔疮等疾病有食疗作用。
2.食用田螺对狐臭有显著疗效。

适合人群

1.适宜黄疸、水肿、小便不通、痔疮便血、脚气、消渴、风热目赤肿痛、糖尿病、癌症、干燥综合征、肥胖症、高脂血症、冠心病、动脉硬化、脂肪肝患者食用。
2.田螺性寒，凡消化功能弱者及老人儿童，应当食有节制，以免多食引起消化不良。
3.胃寒者应忌食。

做法指导

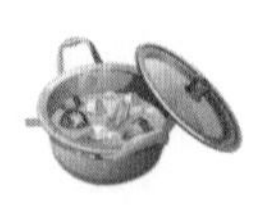

1.在食用田螺时一定要烧透，一般应在10分钟以上，以防止病菌和寄生虫感染。
2.一定要食用活田螺，（捕）买回来后用容器放清水把田螺养几天，每天换一次水，让田螺把腔内物排净。
3.最好不要吃烧烤的田螺，因为如果烤不熟，容易感染肝吸虫病。

营养成分与药用功效

1.贝类软体动物中，含一种具有降低血清胆固醇作用的物质，它们兼有抑制胆固醇在肝脏合成和加速排泄胆固醇的独特作用，从而使体内胆固醇下降。
2.海虹有补肾益精、健肝养血、消瘿瘤、调经血、降血压的功效。
3.海虹除鲜食外，还可加工成鲜干制品、熟干制品、罐头、贻贝油等；并可加工为药用食品，辅助防治动脉粥样硬化和高血压。

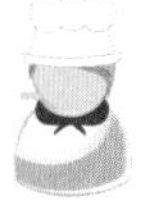

适合人群

1.一般人皆可食用。
2.尤其适宜体质虚弱、气血不足、营养不良、肾虚、腰痛、阳痿、盗汗、小便余沥、妇女白带多、耳鸣眩晕者及中老年人食用。

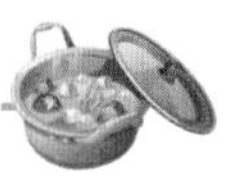

做法指导

1.海虹个体越大越好，大个的海虹质嫩，肉肥，味鲜，适宜与冬瓜、萝卜等一同煨食。
2.海虹可浓缩金属铬、铅等有害物质，故污染的海虹不能食用。
3.海虹可汆汤，也可做菜。

海虹

海虹（贻贝）为我国重要经济贝类之一，是驰名中外的海产珍品。海虹肉味鲜美，营养丰富，富含蛋白质，以及各种维生素、碘、钙、磷、铁等微量元素和多种氨基酸。北方称为海虹，南方称为淡菜。

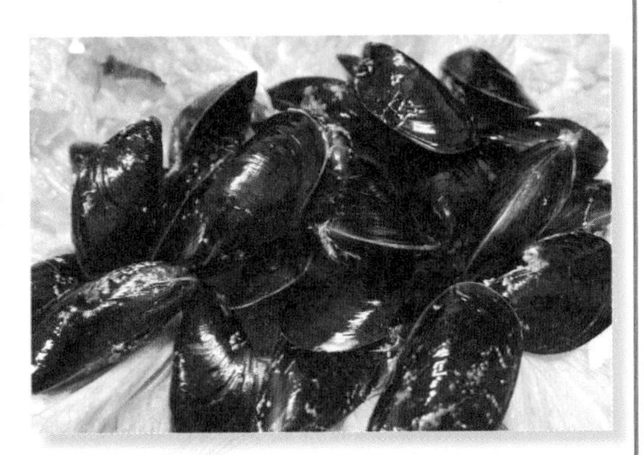

蛤蜊

蛤蜊的中文名叫杂色蛤仔，生活于浅海泥沙滩中，我国沿海均有分布。蛤蜊栖息在潮间带中、下区以下的泥沙滩海底，以干潮线以下产量最多。蛤蜊不仅味道鲜美，而且营养也比较全面。

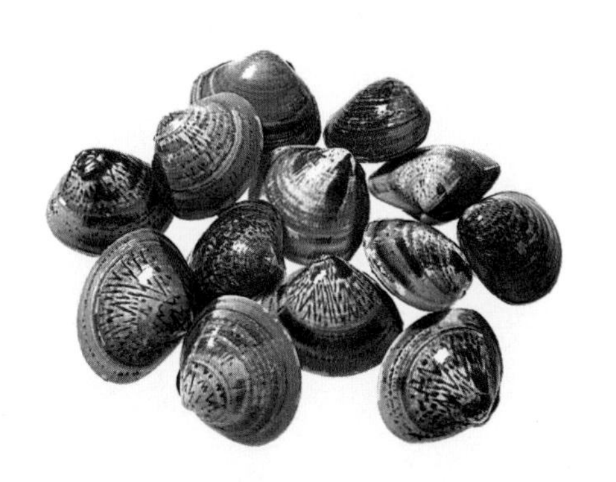

营养成分与药用功效

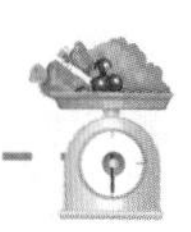

1.蛤蜊具有高蛋白、多微量元素、高铁、高钙、少脂肪的营养特点。中医认为，蛤蜊肉有滋阴、明目、软坚、化痰之功效。
2.蛤蜊肉含一种具有降低血清胆固醇作用的物质，它们兼有抑制胆固醇在肝脏合成和加速排泄胆固醇的独特作用，从而使体内胆固醇下降。
3.蛤蜊肉质十分鲜美，被称为“天下第一鲜”、“百味之冠”。
4.蛤蜊含有蛋白质、脂肪、铁、钙、磷、碘、维生素和牛磺酸等多种成分，是一种低热能、高蛋白，能辅助防治中老年人慢性病的理想食品。

适合人群

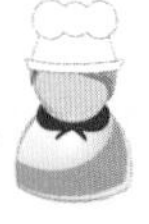

1.尤其适宜高胆固醇、高血脂体质的人以及甲状腺肿大、支气管炎、胃病等患者食用。
2.蛤蜊等贝类性多寒凉，故有宿疾者应慎食，脾胃虚寒者不宜多吃。

做法指导

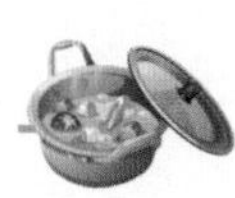

1.蛤蜊可用来做汤、煮、炒等。
2.烹制时不要加味精，也不宜多放盐，以免鲜味反失。
3.蛤蜊需煮熟透后食用，以免传染上肝炎等疾病。
4.蛤蜊最好提前一天用水浸泡促其吐尽泥沙。

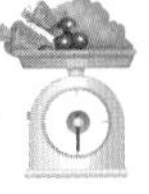

营养成分与药用功效

1.鲍鱼肉质柔嫩细滑，滋味极其鲜美，中医认为它是一种补而不燥的海产品，能养阴、平肝、固肾。
2.鲍鱼是馈赠亲朋好友的上等吉利礼品，也是宴请、筵席及逢年过节餐桌上的“吉利菜”之一。
3.鲍鱼有调经、润燥、利肠之效，可辅治月经不调、大便秘结等疾患。
4.鲍鱼的肉中含有“鲍素”，能够破坏癌细胞必需的代谢物质，有防癌功效。
5.夜尿频、气虚哮喘、血压不稳、糖尿病患者适宜吃鲍鱼辅助治疗。

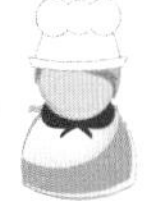

适合人群

1.痛风患者及尿酸高者不宜食用鲍鱼，更不宜喝汤。
2.感冒发烧、阴虚喉痛的人不宜食用鲍鱼。

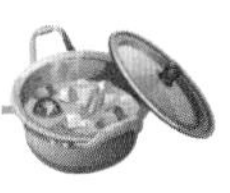

做法指导

1.鲍鱼一定要烹透，不能吃半生不熟的，否则其中的高蛋白质难以消化。
2.鲍鱼在烹制前要先在冷水中浸泡48小时，将四周刷洗干净，彻底去沙，否则会影响到口感。
3.鲍鱼要先蒸后炖。

鲍 鱼

鲍鱼是海产贝类，单壳软体动物，只有半面外壳，壳坚厚，扁而宽，形状有些像人的耳朵，所以又名“海耳”。自古被人们视为“海味珍品之冠”，其肉质柔嫩细滑，滋味极其鲜美，远非其他海味所能相比，是中国传统的名贵食材，四大海味之首。

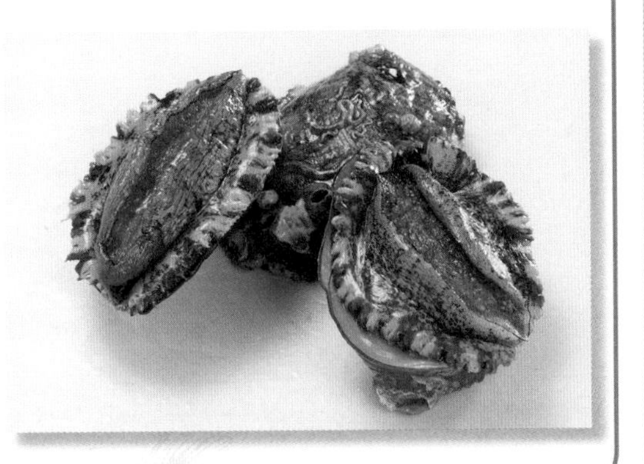

扇贝

扇贝是扇贝属的双壳类软体动物的代称，约有400余种。该科的60余种是世界各地重要的海洋渔业资源之一，壳、肉、珍珠层具有极高的利用价值。

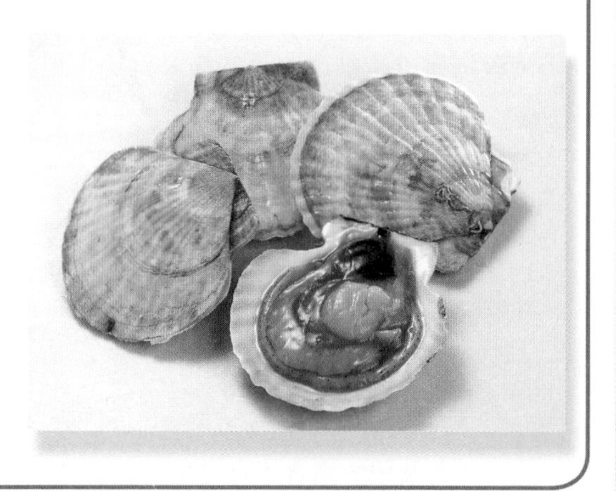

营养成分与药用功效

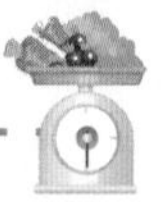

1.扇贝味道鲜美，营养丰富，含有蛋白质、维生素、钙、铁、镁、钾等多种矿物质，对于防治高血压、心脏病，促进人体器官的新陈代谢以及甲状腺的正常分泌具有特效。
2.干贝（瑶柱）能滋阴补肝肾，壮阳益精血，调经血，软坚散结，消瘿瘤，可治高血压、眩晕及盗汗等。
3.对预防动脉硬化、心肌梗塞、肠癌、便秘、消除疲劳、防止过度肥胖具有很好的功效；能促进人体的新陈代谢，减缓衰老，养颜美容。

适合人群

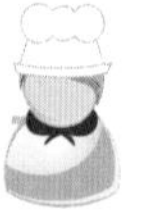

1.扇贝适宜高胆固醇、高血脂及甲状腺肿大、支气管炎、胃病等疾病的患者食用。
2.贝类性多寒凉，故脾胃虚寒者不宜多吃。

做法指导

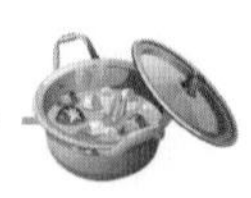

1.扇贝本身极富鲜味，烹制时不要加味精，也不宜多放盐，以免鲜味反失。
2.泥肠应去除。
3.新鲜贝肉色泽正常且有光泽，无异味，手摸有爽滑感，弹性好；不新鲜贝肉色泽减退或无光泽，有酸味，手感发黏，弹性差。新鲜赤贝呈黄褐色或浅黄褐色，有光泽，弹性好；不新鲜赤贝呈灰黄色或浅绿色，无光泽，无弹性。
4.不要食用未熟透的贝类，以免传染上肝炎等疾病。

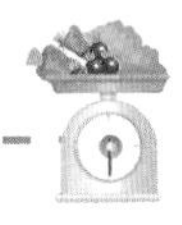

营养成分与药用功效

1.中医认为，海参具有补肾益精、除湿壮阳、养血润燥、通便利尿的作用。
2.海参不含胆固醇，脂肪含量相对少，是典型的高蛋白、低脂肪、低胆固醇食物，对高血压、冠心病、肝炎等病人及老年人堪称食疗佳品，常食对治病强身很有益处。
3.海参含有硫酸软骨素，有助于人体生长发育，能够延缓肌肉衰老，增强肌体的免疫力。
4.食用海参对再生障碍性贫血、糖尿病、胃溃疡等均有良效。

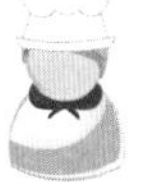

适合人群

1.适宜虚劳羸弱、气血不足、营养不良、病后产后体虚、肾阳不足、阳痿遗精，高血压、高脂血症、冠心病、动脉硬化、癌症患者及放疗、化疗、手术后，肝炎、肾炎、糖尿病、肝硬化腹水、神经衰弱、年老体弱者食用。
2.患急性肠炎、感冒、咳痰、便溏、出血兼有淤滞及湿邪阻滞者忌食。

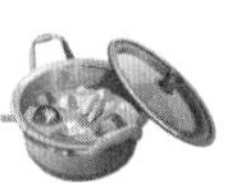

做法指导

1.发好的海参应反复冲洗干净。
2.海参发好后适于红烧、葱烧、烩等烹调方法。
3.发好的海参不能久存，最好不超过3天，存放期间用凉水浸泡，每天换水2～3次，不要沾油，或放入冰箱中冷藏；如是干货保存，最好放在密封的木箱中，注意防潮。
4.海参以体形大、无沙粒、肉质厚、背有肉刺者为上品。

海参

海参全身长满肉刺，广泛分布于世界各海洋中，我国南海沿岸种类较多，约有20余种可供食用。海参同人参、燕窝、鱼翅齐名，是世界八大珍品之一，不仅是珍贵的食品，也是名贵的药材。

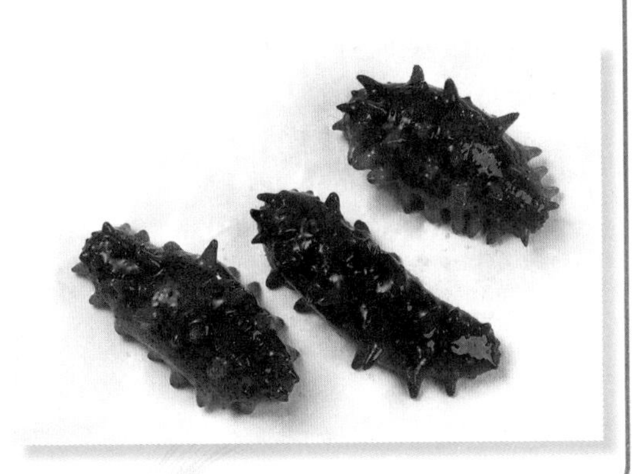

海肠

海肠，中文名单环刺螠，在我国仅渤海湾出产，浑身无毛刺，浅黄色，软乎乎地蠕动。在有些地方，海肠被称为“裸体海参”，多年来，人们都把它当“鱼饵”使用，真正用来制作菜肴不过几十年的历史。

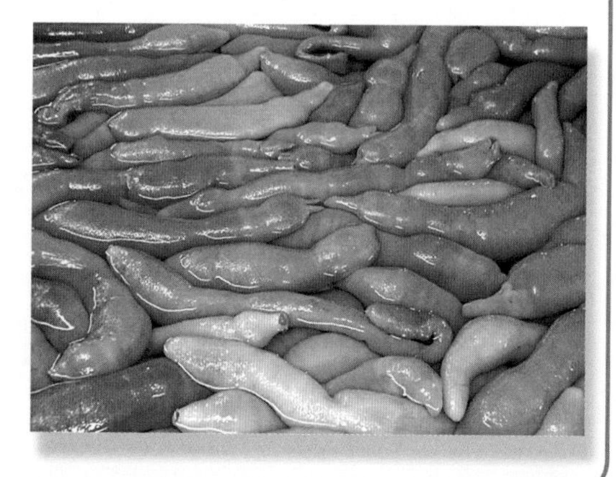

营养成分与药用功效

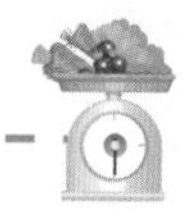

1.海肠不光长得像裸体海参，其营养价值比起海参也不逊色。
2.海肠具有温补肝肾、壮阳固精的作用。

适合人群

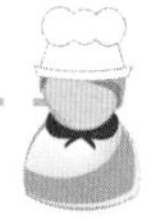

1.一般人皆可食用。
2.特别适合男性食用。

做法指导

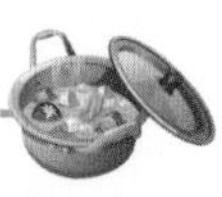

1.海肠最好食用鲜活的，用剪刀将海肠两头带刺的部分剪掉，去内脏，洗去血液。
2.炒时动作要快，以免变老。
3.海肠是鲁菜中的重要原料，烹调方法也很多。用海肠配以头刀韭菜制作的“韭菜海肠”是胶东名菜，此外“干海肠”、“汆海肠汤”、“肉末海肠”等都是很有地方特色的菜肴。
4.鲜海肠还可调制水饺、包子馅等。
5.在韩国料理中，多以杀生的烹调方法加工海肠，再配以新鲜的蔬菜，蘸着香油、精盐等调料食用。

营养成分与药用功效

1.甲鱼能“补劳伤，壮阳气，大补阴之不足”，食甲鱼对肺结核、贫血、体质虚弱等多种病患有一定的辅助疗效。
2.甲鱼肉及其提取物能有效地预防和抑制肝癌、胃癌、急性淋巴细胞性白血病，并可用于因放疗、化疗引起的虚弱、贫血、白细胞减少等症的辅助食疗。
3.甲鱼有较好的净血作用，常食可降低血胆固醇，对高血压、冠心病患者有益。

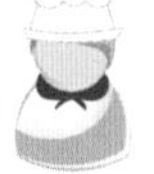

适合人群

1.适宜体质衰弱、肝肾阴虚、营养不良、肺结核、慢性肝炎、肝硬化腹水、肝脾肿大、糖尿病以及肾炎水肿者食用；适宜各种类型的癌症患者及放疗化疗后、干燥综合征患者食用；适宜高血脂、动脉硬化、冠心病、高血压患者食用。
2.食欲不振、消化功能减退、孕妇或产后虚寒、脾胃虚弱腹泻、慢性肠炎、慢性痢疾、慢性腹泻便溏者忌食。

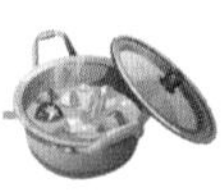

做法指导

1.甲鱼最适宜做汤，这样更能起到大补的作用。
2.死甲鱼、变质的甲鱼不能吃；煎煮过的鳖甲没有药用价值。
3.在宰杀甲鱼时，从甲鱼的内脏中取出胆囊，挤出胆汁，待将甲鱼洗涤后，将甲鱼胆汁加些水，涂抹于甲鱼全身，稍待片刻，用清水漂洗干净，即可除腥。
4.甲鱼的周身均可食用，特别是甲鱼四周下垂的柔软部分，称为“鳖裙”，其味道鲜美无比，别具一格，是甲鱼周身最鲜、最嫩、最好吃的部分。

甲鱼

甲鱼又称鳖、团鱼，南方一些地方称为潭鱼、嘉鱼。甲鱼头似龟，但背甲没有乌龟那样的条纹，边缘呈柔软状裙边，壳要比乌龟的软，颜色墨绿，外形呈椭圆形，背腹甲上着生柔软的外膜，周围是细腻的裙边。

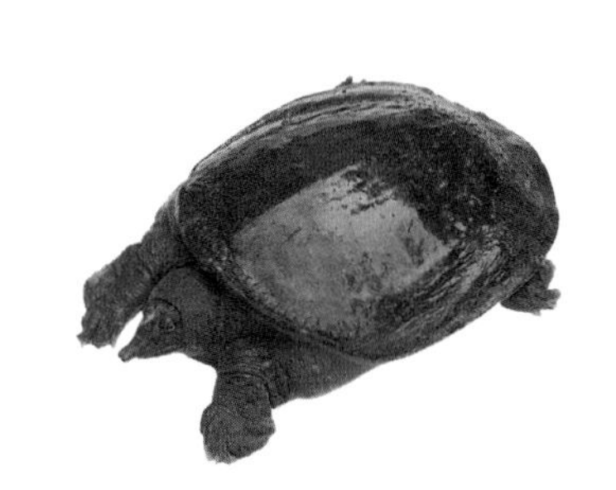

鸡肉

鸡肉的肉质细嫩，滋味鲜美，适宜多种烹调方法，可热炒、炖汤，也可凉拌冷食。鸡的全身上下都可以食用，并富有营养，有滋补养身的作用。故民间称鸡为“济世良药”。

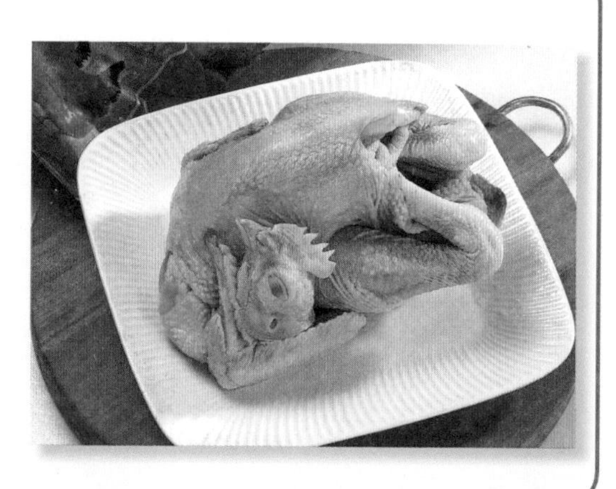

营养成分与药用功效

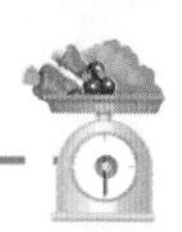

1.中医认为，鸡的全身都可入药。鸡肉有益五脏、补虚亏、健脾胃、强筋骨、活血脉、调月经和止白带等功效。

2.鸡肉可益气、补精、添髓，可用于虚劳瘦弱、中虚食少、泄泻、头晕心悸、月经不调、产后乳少、消渴、水肿、小便频数、遗精、耳聋耳鸣等。

3.鸡肉蛋白质的含量比例较高，种类齐全，而且消化率高，很容易被人体吸收利用，有增强体力、强壮身体的作用。鸡肉含有对人体生长发育有重要作用的磷脂类，是中国人膳食结构中脂肪和磷脂的重要来源之一。

适合人群

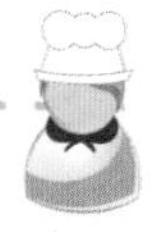

1.一般人皆可食用。

2.老人、病人、体弱者更宜食用；对营养不良、畏寒怕冷、乏力疲劳、月经不调、贫血、虚弱等有很好的食疗作用。

3.感冒伴有头痛、乏力、发热的人及内火偏旺和痰湿偏重者忌食鸡肉、鸡汤。

4.患有胆囊炎、胆石症的人忌食鸡皮，以免刺激胆囊，引起胆绞痛发作。

做法指导

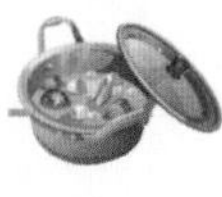

老母鸡肉多、钙质多，用文火熬汤，最适宜贫血患者及孕妇、产妇和消化力弱的人补养。

营养成分与药用功效

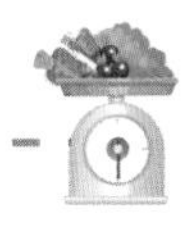

1.鸡肝含有丰富的蛋白质、钙、磷、铁、锌、维生素A、B族维生素，是补血食品中最常用的食物。

2.鸡肝中维生素A的含量远远超过蛋、肉等食品，具有维持正常生长和生殖机能的作用，能保护眼睛，防止眼睛干涩、疲劳，维持健康的肤色，对皮肤的健美具有重要意义。

3.经常食用鸡肝还能补充维生素B_2，加速人体新陈代谢，增强肝脏的解毒功能。

4.适量进食鸡肝，可使皮肤红润，有益于皮肤健康。

适合人群

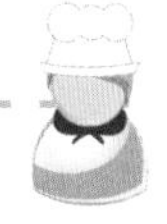

1.一般人皆可食用。

2.尤其适宜贫血者和常在电脑前工作的人。

3.高胆固醇、肝病、高血压和冠心病患者应少食。

做法指导

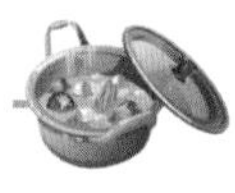

1.鸡肝宜卤、炸，如：卤鸡肝、炸鸡肝等。

2.鸡肝是鸡体内最大的毒物中转站和解毒器官，所以买回的鲜鸡肝不要急于烹调，应洗净后放在水中浸泡30分钟。

3.烹调时间不能太短，至少应该用急火炒5分钟以上，使肝完全变成灰褐色，看不到血丝才好。

4.鸡肝不宜食用过多，以免摄入太多的胆固醇。

鸡 肝

鸡肝为雉科动物家鸡的肝脏，鸡杂之一，呈大小双叶，叶面有苦胆和筋络（加工时须去除）。其色紫红，质细嫩。鸡肝含有丰富的营养物质，具有营养保健功能，是最理想的补血佳品之一。

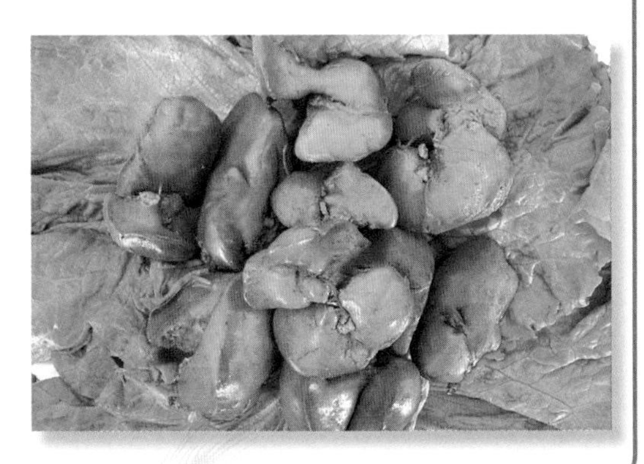

鸭肉

鸭肉适于滋补保健，是各种美味名菜的主要原料。人们常言“鸡鸭鱼肉”四大荤，鸭肉中的蛋白质含量比畜肉含量高得多，而脂肪含量适中且分布较均匀。

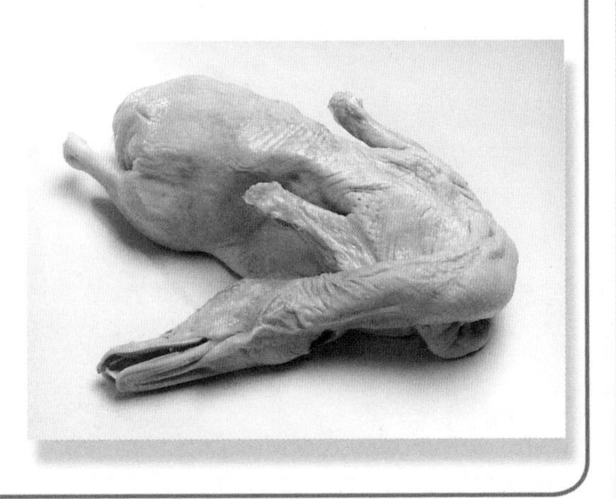

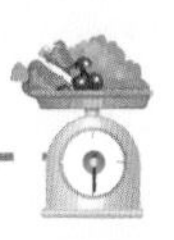

营养成分与药用功效

1.鸭肉可大补虚劳，滋五脏之阴，清虚劳之热，补血行水，养胃生津，止咳，消食积，清热健脾，辅治身体虚弱、病后体虚、营养不良性水肿。
2.鸭肉中的脂肪酸熔点低，易于消化。所含B族维生素和维生素E较其他肉类多，能有效抵抗脚气病、神经炎和多种炎症，还能抗衰老。
3.鸭肉中含有较为丰富的烟酸，烟酸是构成人体内重要辅酶的成分之一，对心肌梗死等心脏疾病患者有保护作用。

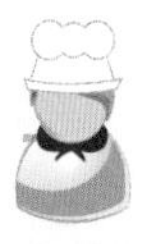

适合人群

1.一般人皆可食用。
2.尤其适宜体内有热、上火、发低热、体质虚弱、食欲不振、大便干燥和水肿的人；同时适宜营养不良、产后病后体虚、盗汗、遗精、月经少、咽干口渴者食用；还适宜癌症患者及放疗化疗后、糖尿病、肝硬化腹水、肺结核、慢性肾炎浮肿者食用。
3.身体虚寒、受凉引起的不思饮食、胃部冷痛、腹泻清稀、腰痛及寒性痛经以及肥胖、动脉硬化、慢性肠炎应少食；感冒患者不宜食用。

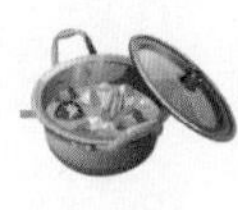

做法指导

1.挑选肌肉新鲜、有光泽的鸭肉，不要选肉和皮的表面较干或水多、脂肪松弛的鸭肉。
2.炖制老鸭时，加几片火腿或腊肉，能增加鸭肉的鲜香味。

乌骨鸡

乌鸡又称乌骨鸡，不仅喙、眼、爪是乌黑的，而且皮肤、肌肉、骨头和大部分内脏也都是乌黑的。从营养价值上看，乌鸡的营养远远高于普通鸡。

营养成分与药用功效

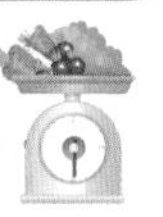

1.乌鸡有和中止痛、健肝固肾、益气补血、滋阴清热、调经活血、止崩治带等功效。
2.乌鸡对产后亏虚、乳汁不足及气血亏虚引起的月经不调、子宫虚寒、行经腹痛、崩漏带下、身体瘦弱等症，均有很好的疗效。

适合人群

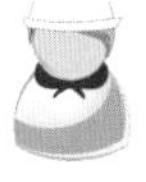

适宜贫血和常在电脑前工作的人；高胆固醇、肝病、高血压和冠心病患者应少食。

做法指导

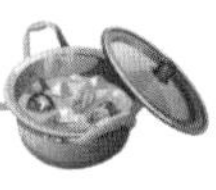

1.乌鸡连骨（砸碎）熬汤滋补效果最佳。
2.炖煮时不要用高压锅，使用沙锅文火慢炖最好。

鹅

鹅被认为是人类驯化的第一种家禽，中国家鹅来自鸿雁，欧洲家鹅来自灰雁。鹅肉营养丰富，脂肪含量低，不饱和脂肪酸含量高，对人体健康十分有利。

营养成分与药用功效

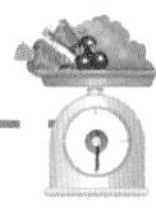

1.鹅蛋含蛋白质、油脂、卵磷脂、维生素、钙、镁、铁等。
2.鹅肉富含人体必需的多种氨基酸、多种维生素、微量元素，性平味甘，有补阴益气、暖胃生津、祛风湿、防衰老、益气补虚、和胃止渴、止咳化痰、解铅之效。

适合人群

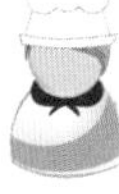

尤其适宜身体虚弱、气血不足、营养不良者食用；温热内蕴、皮肤疮毒、瘙痒症、痼疾者忌食；高血压病、高脂血症、动脉硬化者慎食。

做法指导

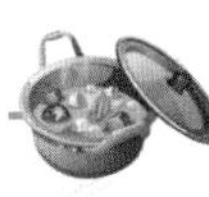

鹅肉鲜嫩松软，清香不腻，以煨汤居多，也可熏、蒸、烤、烧、酱、糟等。

鹌鹑

鹌鹑为雉科动物。俗话说："要吃飞禽，鸽子鹌鹑。"鹌鹑肉、蛋味道鲜美，营养丰富。鹌鹑又简称鹑，是一种头小、尾巴短、不善飞的赤褐色小鸟。鹌鹑肉是典型的高蛋白、低脂肪、低胆固醇食物，特别适合中老年人以及高血压、肥胖症患者食用。鹌鹑可与补药之王人参相媲美，被誉为"动物人参"。

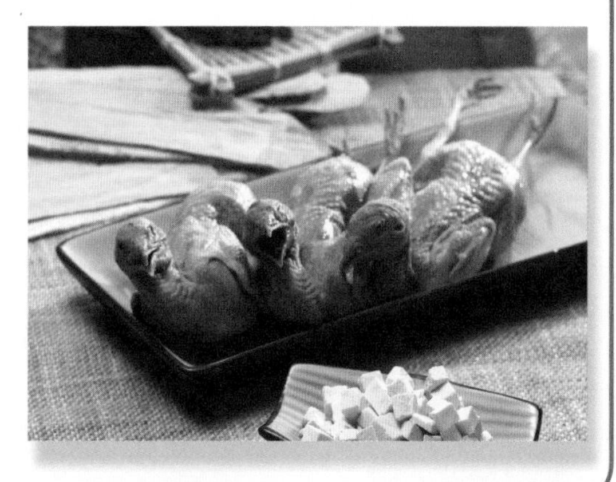

营养成分与药用功效

1.鹌鹑补中益气、清利湿热，可辅助治疗浮肿、肥胖型高血压、糖尿病、贫血、胃病、肝大、肝硬化、腹水等多种疾病。
2.《本草纲目》中说："（鹌鹑）肉能补五脏，益中续气，实筋骨，耐寒暑，消结热"，"（鹌鹑）肉和小豆、生姜煮食，止泄痢；酥煮食，令人下焦肥。"
3.鹌鹑肉含丰富的卵磷脂，卵磷脂是高级神经活动不可缺少的营养物质，具有健脑作用。

适合人群

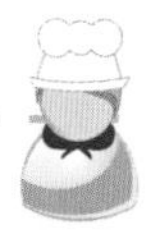

1.一般人皆可食用。
2.是老幼病弱者及高血压、肥胖症患者的上佳补品。

做法指导

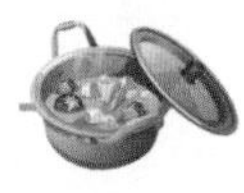

1.皮肉光滑、嘴柔软的是嫩鹌鹑，品质较好。
2.鹌鹑皮起皱、嘴坚硬的是老鹌鹑，品质较差。
3.冰箱内冷冻储存。
4.鹌鹑肉质非常嫩，一烧就酥，烧之前可先将鹌鹑用油炸一下。
5.男子常食鹌鹑肉，可增强性功能并增气力、壮筋骨。

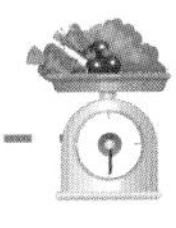

营养成分与药用功效

1.鸽肉具有滋肾益气、祛风解毒、益精血、暖腰膝、利小便等作用。
2.还可强身健脑、提高记忆力、降低血压、调整人体血糖、养颜美容、洁白皮肤、延年益寿。
3.鸽肉富含蛋白质、泛酸，对脱发、白发和未老先衰等有很好的疗效。
4.鸽子的骨内含有丰富的软骨素，具有改善皮肤细胞活力、增强皮肤弹性、改善血液循环、红润面色等功效；鸽子还含有较多的支链氨基酸和精氨酸，可促进体内蛋白质的合成，加快创伤愈合。

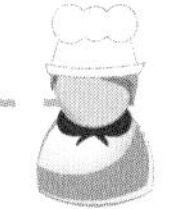

适合人群

1.一般人皆可食用。
2.尤其适宜身体虚弱、高血压、冠心病、神经衰弱者。
3.性欲旺盛者及肾功能衰竭者应少食；孕妇忌食。

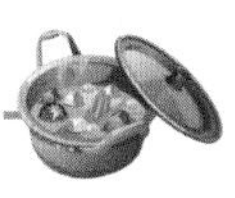

做法指导

1.鸽肉清蒸或煲汤最好，能使营养成分保存最为完好。
2.鸽肉营养丰富，易于消化，对于老年人及儿童、体虚病弱者有恢复体力、增强脑力和视力的作用。
3.鸽肉较容易变质，购买后要马上放入冰箱。如果一时吃不完，最好将剩下的鸽肉煮熟保存，不要保存生肉。

鸽子

鸽子亦称家鸽、鹁鸽，祖先是野生原鸽。鸽子具有本能的爱巢欲，归巢性强同时又有野外觅食的能力，久而久之被人们所认识，于是人们逐渐把鸽子作为家禽饲养。古话说“一鸽胜九鸡”，鸽子的营养价值极高，既是名贵的美味佳肴，又是高级滋补佳品。

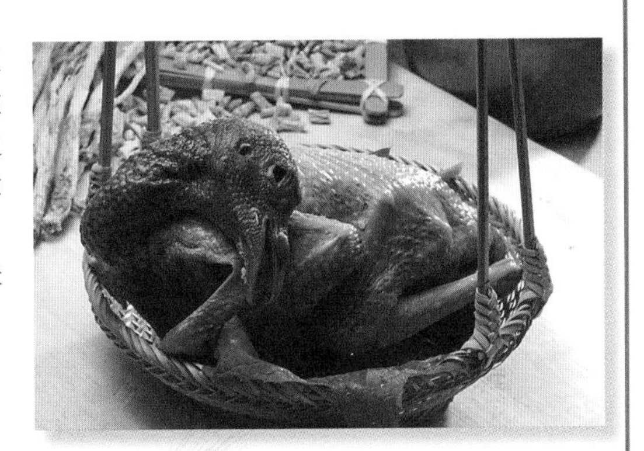

猪肉

猪肉是人们日常的主要副食品。猪肉纤维较为细软，结缔组织较少，肌肉组织中含有较多的肌间脂肪，经过烹调加工后肉味特别鲜美，具有补虚强身、滋阴润燥、丰肌泽肤的作用。

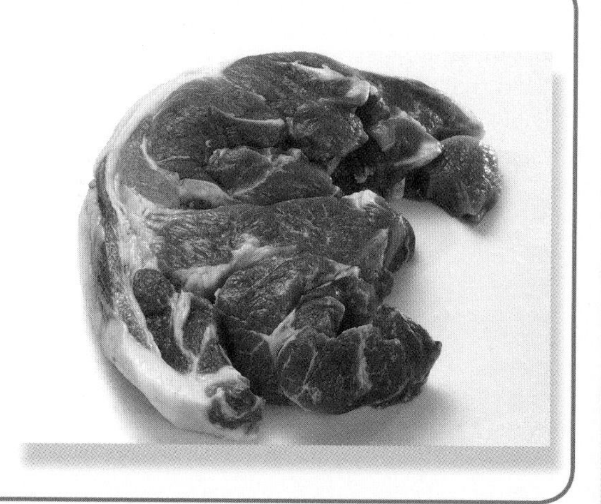

营养成分与药用功效

1.猪肉含有丰富的优质蛋白质，并提供血红素（有机铁）和促进铁吸收的半胱氨酸，能辅助防治缺铁性贫血。

2.中医认为，猪肉性平味甘，含有丰富的蛋白质及脂肪、钙、磷、铁等成分，有润肠胃、生津液、补肾气、解热毒的功效。

适合人群

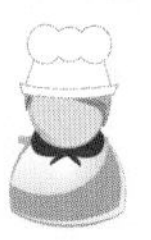

1.一般人皆可食用。

2.适宜阴虚不足、头晕、贫血、老人燥咳无痰、大便干结以及营养不良者食用。

3.湿热偏重、痰湿偏盛、舌苔厚腻者忌食猪肉。

做法指导

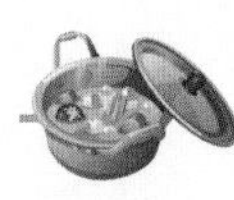

1.猪肉的肉质比较细、筋少，如横切，炒熟后会变得凌乱散碎，而斜切既可使其不破碎，吃起来又不塞牙。

2.猪肉勿用热水清洗，因猪肉中含有一种肌溶蛋白的物质，在15℃以上的水中易溶解，若用热水浸泡就会流失很多营养，同时口味也欠佳。

3.猪肉应烹熟，因为猪肉中有时会有寄生虫，如果生吃或烹制不完全时，可能会在肝脏或脑部寄生绦虫。

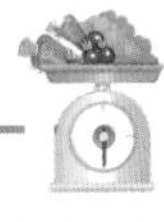

营养成分与药用功效

1.猪心营养十分丰富，含有蛋白质、脂肪、钙、磷、铁、维生素B_1、维生素B_2以及烟酸等，这对加强心肌营养、增强心肌收缩力有很大的作用，有利于功能性或神经性心脏疾病的痊愈。

2.猪心还含有硫胺素、核黄素、尼克酸等成分，具有营养血液、养心安神的作用。

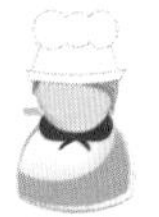

适合人群

1.一般人皆可食用。

2.适宜心虚多汗、自汗、惊悸恍惚、怔忡、失眠多梦者食用。

3.猪心胆固醇含量偏高，高胆固醇血症者应忌食。

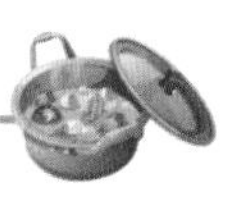

做法指导

1.买回猪心后，立即在少量面粉中“滚”一下，放置1小时左右，然后再用清水洗净，这样能去除猪心的异味，烹炒出来的猪心味美纯正。

2.当归猪心汤的制作：

原料：猪心1个，当归10克，黑豆200克，泡发香菇6朵，大葱1／2根，老姜2片，蒜瓣3个，盐适量。

制作：黑豆洗净，当归洗净。将猪心切成两半汆过，放入冷水锅煮沸，加大葱、姜、蒜及黑豆煮1小时；当归煮汁倒入猪心汤内，放入香菇煮30分钟，加盐即可。

猪心

猪心为猪的心脏，是补益食品。常用于心神异常之病变，与镇心化痰之药合并应用，效果明显。

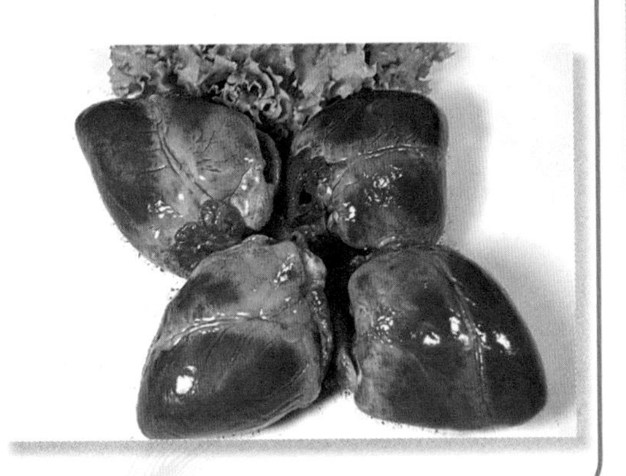

猪血

猪血又称血豆腐、血花，味甘、苦，性温，有解毒清肠、补血美容的功效。另外，猪血富含铁，是排毒养颜的理想食物。

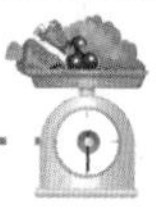

营养成分与药用功效

1.猪血中含铁量较高，儿童、孕妇、哺乳期妇女多吃，可以防治缺铁性贫血；猪血还能预防中老年人患冠心病、动脉硬化等症。
2.猪血中含有的钴是防止人体内恶性肿瘤生长的重要微量元素。

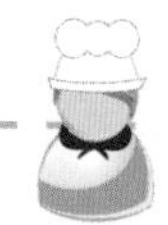

适合人群

高胆固醇、肝病、高血压、冠心病患者应少食；患有上消化道出血阶段忌食。

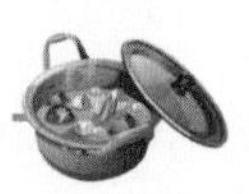

做法指导

烹调猪血时最好加辣椒、葱、姜等用以压味，另外也不宜用猪血单独烹饪。

猪肠

猪肠主要为猪的小肠和大肠，性平味甘，常用来“固大肠”，古方也有做丸剂用的。

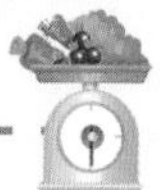

营养成分与药用功效

猪大肠有润燥、补虚、止渴止血之功效，可用于治疗虚弱口渴、痔疮、便血、便秘等症。

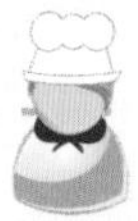

适合人群

1.一般人皆可食用。
2.感冒期间忌食；脾虚便溏者亦忌。

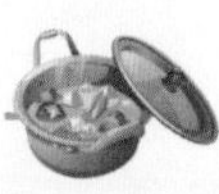

做法指导

将猪肠放在淡盐醋混合溶液中浸泡片刻，去除脏物，再将其放入淘米水中泡片刻，然后在清水中轻轻搓洗两遍即可。

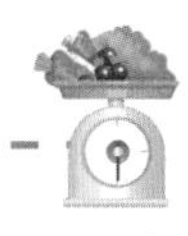

营养成分与药用功效

1.猪肚含有蛋白质、脂肪、碳水化合物、维生素及钙、磷、铁等，具有补虚损、健脾胃的功效。

2.猪肚味甘，性微温，归脾、胃经，用于虚劳羸弱、泻泄、下痢、消渴、小便频数、小儿疳积等症。

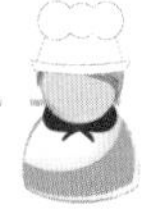

适合人群

1.一般人皆可食用。

2.适宜虚劳瘦弱、脾胃虚弱、食欲不振、泄泻下痢、中气不足、气虚下陷、遗精、带下者食用。

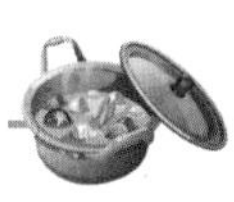

做法指导

1.猪肚煮熟后切成块，放碗内，加一些鲜汤再蒸片刻，会加厚许多。

2.煮猪肚时，不能先放盐，等煮熟后吃时再放盐，否则猪肚会缩得象牛筋一样硬。

3.买回猪肚后，先在冷水中浸泡约20分钟，可以去除浮在猪肚上的杂质。

4.将猪肚翻过来，用刀刮去上面的肥油，然后取适量的碱面，正反面反复揉搓；大约揉搓3分钟，用水冲净，用粗盐加面粉再次涂抹猪肚，反复揉搓，约3分钟后，冲净；最后用白醋或米醋将猪肚揉搓约3分钟，这样就可以去除猪肚的异味。

5.新鲜猪肚黄白色，手摸劲挺，黏液多，肚内无块和硬粒，弹性较足。

猪肚

猪肚为猪的胃，猪肚能烹调出各种美食，并且含有多种养分。

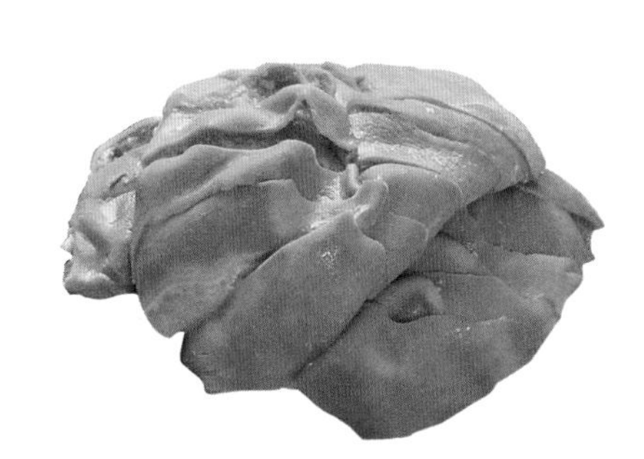

猪蹄

猪蹄，又叫猪手、猪脚，前蹄为猪手，后蹄为猪脚。猪蹄含有丰富的胶原蛋白质，脂肪含量也比肥肉低，被人们称为“美容食品” 和“类似于熊掌的美味佳肴”。

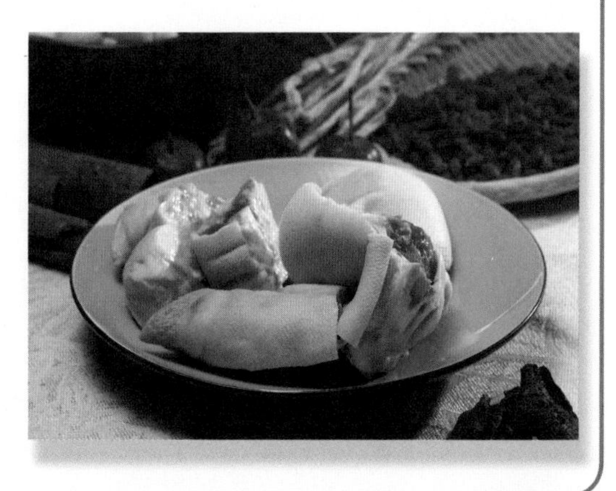

营养成分与药用功效

1.猪蹄中的胶原蛋白质在烹调过程中可溶于水，常食猪蹄、饮汤可有效改善肌体生理功能和皮肤组织细胞的储水功能，延缓皮肤衰老。
2.猪蹄对于四肢疲乏、腿部抽筋、麻木、消化道出血及缺血性脑病有一定辅助疗效。
3.猪蹄有助于青少年生长发育和减缓中老年妇女骨质疏松。
4.晚餐吃得太晚时或临睡前不宜吃猪蹄，以免增加血黏度。

适合人群

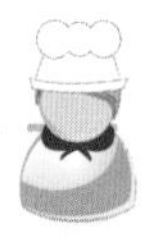

1.一般人皆可食用。
2.尤其适宜老人、妇女和手术失血者。适用量：猪蹄每次1只，猪皮每次50克。
3.猪蹄含脂肪量高，胃肠消化功能减弱的老年人每次不可食用过多。
4.患有肝病、动脉硬化及高血压病的患者应少食或忌食。

做法指导

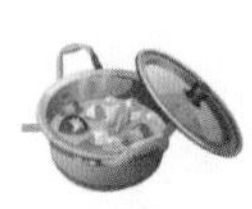

洗净猪蹄，用开水煮至皮发胀，取出用指钳将毛拔除，省力省时。

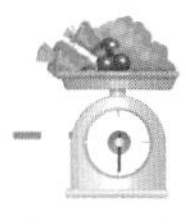

营养成分与药用功效

1.猪腰子含有蛋白质、脂肪、碳水化合物、钙、磷、铁和维生素等，有健肾、强腰、理气之功效。但猪腰子含胆固醇及嘌呤较高，食用要适量。
2.猪腰子可以补肾气、通膀胱、消积滞、止消渴。
3.猪腰子可用于辅助治疗肾虚腰痛、水肿、耳聋等症。

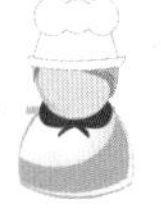

适合人群

1.一般人皆可食用。
2.适宜肾虚腰酸背痛、遗精、盗汗者及老年人肾虚耳聋、耳鸣者食用。
3.血脂偏高、高胆固醇者忌食。

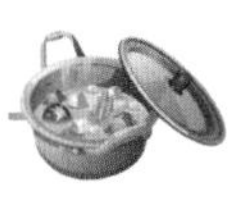

做法指导

1.猪腰子常用于炒、爆、炸、炝、拌等。
2.炒腰花时加上葱段、姜片和青椒，味道鲜美。
3.猪腰子切片后，用葱姜汁泡约2小时，换两次清水，泡至腰片发白膨胀，即可去臊味。
4.1000克猪腰子用100克烧酒拌匀捏挤，用水漂洗两三遍，再用开水烫一遍，即可去除臊味。
5.猪腰子质脆嫩，以色浅者为好。将猪腰子剥去薄膜，剖开，剔去筋，切成所需的片或花，用清水漂洗净，沥干即可烹制。

猪腰子

猪腰子即猪的肾，不仅营养丰富，味美可口，而且具有很高的药用价值。

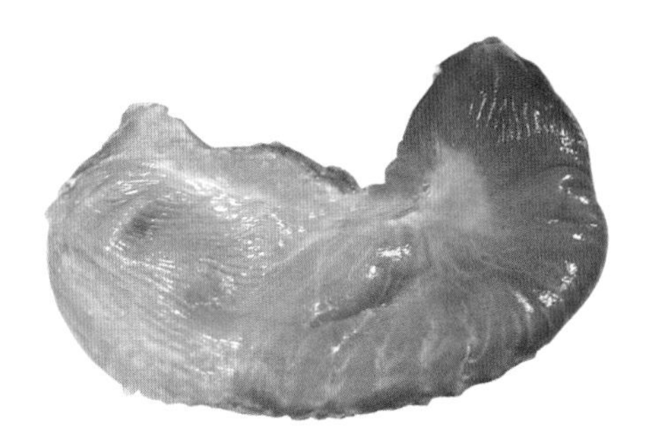

牛 肉

牛肉是全世界人都爱吃的食品，我国居民消费的主要肉类食品之一，仅次于猪肉。牛肉蛋白质含量高，而脂肪含量低，味道鲜美，享有“肉中骄子”的美称。

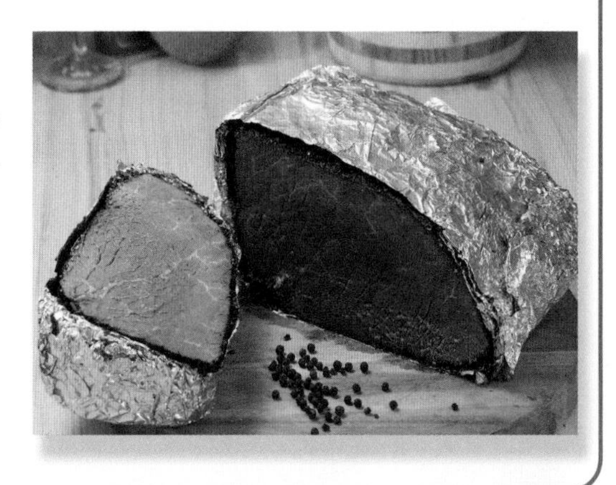

营养成分与药用功效

1.牛肉富含蛋白质，氨基酸组成比猪肉更接近人体，能提高肌体抗病能力。在补充失血、修复组织等方面特别适宜。
2.牛肉有补中益气、滋养脾胃、强健筋骨、化痰息风、止渴止涎之功效。
3.水牛肉能安胎补神，黄牛肉能安中益气、健脾养胃、强筋壮骨。

适合人群

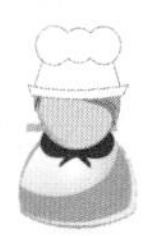

1.一般人皆可食用。
2.尤其适宜生长发育的儿童，术后、病后调养者及中气下隐、气短体虚、筋骨酸软、贫血者食用。
3.感染性疾病、肝病、肾病及患疮疥湿疹、痘痧、瘙痒者慎食。

做法指导

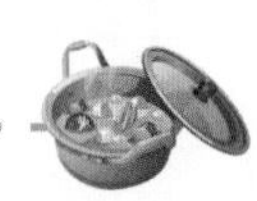

1.烹饪牛肉时放一个山楂、一块橘皮或少许茶叶，容易熟烂；清炖牛肉能较好地保存营养成分。
2.红烧牛肉时，加少许雪里蕻，肉味鲜美。
3.牛肉应横切，将长纤维切断；若顺着纤维组织切不仅没法入味，还嚼不烂。
4.牛肉丝切好后用盐、糖、酒、淀粉（或鸡蛋）拌一下，30分钟后再炒，鲜嫩可口。

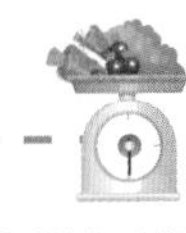

营养成分与药用功效

1.羊肉性温，冬季常吃羊肉，不仅可以增加人体热量，抵御寒冷，而且还能增加消化酶，帮助消化，起到抗衰老的作用。
2.羊肉营养丰富，肺结核、气管炎、哮喘、贫血、产后气血两虚、腹部冷痛、体虚畏寒、营养不良、腰膝酸软、阳痿早泄以及一切虚寒病症患者常食均有益处。
3.羊肉可以助元阳、补精血、疗肺虚、益劳损、暖中胃，是一种优良的温补强壮食物。

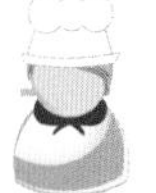

适合人群

1.一般人皆可食用。
2.适宜体虚胃寒者食用。
3.发热、牙痛、口舌生疮、咳吐黄痰等有上火症状者不宜食用；肝病、高血压、急性肠炎患者和感染性疾病患者及发热期间不宜食用。

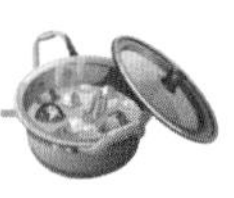

做法指导

1.羊肉煮制时放一些山楂或萝卜、绿豆，炒制时放一些葱、姜、孜然等作料，可去膻味。
2.吃涮羊肉时务必涮透；夏秋季节气候燥热，不宜吃羊肉。
3.羊肉中有很多膜，切丝之前应先将其剔除，否则炒熟后肉膜硬，吃起来难以下咽。

羊肉

羊是纯食草动物，所以羊肉较牛肉的肉质要细嫩，容易消化，并且是高蛋白、低脂肪、含磷脂多，较猪肉和牛肉的脂肪含量都要少，胆固醇含量也少，是冬季防寒温补的美味之一，可收到进补和防寒的双重效果。

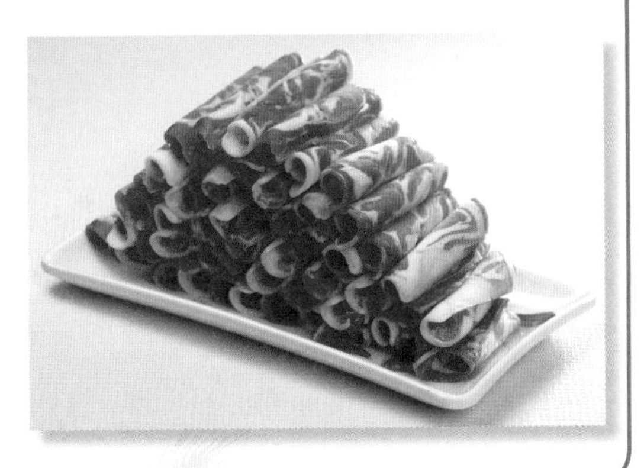

兔肉

兔肉性凉味甘，质地细嫩，味道鲜美，营养丰富，在国际市场上享有盛名，被称之为“保健肉”、“荤中之素”、“美容肉”、“百味肉”等等。

营养成分与药用功效

1.兔肉含卵磷脂，有健脑益智的功效，经常食用可保护血管壁，阻止血栓形成，对高血压、冠心病、糖尿病患者有益处，并可增强体质，健美肌肉。
2.兔肉中含有多种维生素和人体所必需的8种氨基酸，常食兔肉能延年益寿。

适合人群

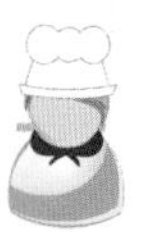

1.适宜老人、妇女，也是肥胖者和肝病、心血管病、糖尿病患者的理想肉食。
2.孕妇及经期女性、有明显阳虚症状的女性及脾胃虚寒者不宜食用。

做法指导

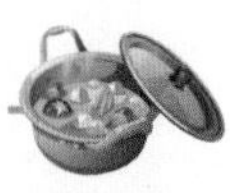

兔肉应顺着纤维纹路切，这样加热后才能保持菜肴的形态，肉味更加鲜嫩；若切法不当，兔肉加热后会变成粒屑状，而且不易熟烂。

火腿

火腿是腌制或熏制的猪腿，又名“火肉”、“兰熏”，因早期制作常用火熏烤而得名。

营养成分与药用功效

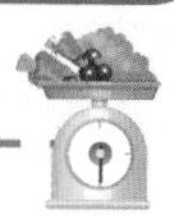

火腿富含蛋白质和适度的脂肪、多种氨基酸、多种维生素和矿物质，具有养胃生津、益肾壮阳、固骨髓、健足力、愈创口等作用。

适合人群

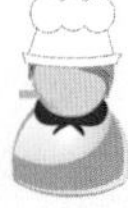

适宜气血不足、脾虚久泻、胃口不开、体质虚弱、虚劳怔忡、腰腿无力者食用。

做法指导

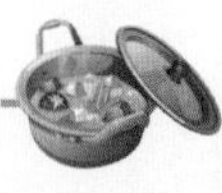

火腿肉是干制品，较坚硬，不容易炖烂；炖之前在火腿上涂些白糖，再放入锅中，就比较容易炖烂。

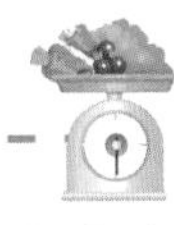

营养成分与药用功效

1.熏好的腊肉，表里一致，煮熟切成片，透明发亮，色泽鲜艳，黄里透红，吃起来味道醇香，肥不腻口，瘦不塞牙，不仅风味独特，而且具有开胃、祛寒、消食等功效。
2.腊肉保持了色、香、味、形俱佳的特点，素有“一家煮肉百家香”的赞语。
3.腊肉从鲜肉加工、制作到存放，肉质不变，可以长期保持香味。

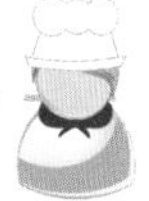

适合人群

1.一般人皆可食用，但应少食为佳。
2.高血脂、高血糖、高血压等慢性疾病患者以及老年人等不宜食用。

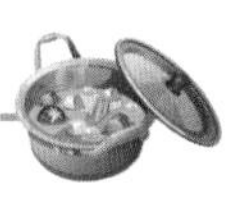

做法指导

1.色泽鲜明，肌肉呈鲜红或暗红色，脂肪透明或呈乳白色，肉身干爽、结实、富有弹性，并且具有腊肉应有的腌腊风味，是优质腊肉。
2.腊肉作为肉制品，并非长久不坏。冬至以后、大寒以前制作的腊肉保存得最久且不易变味。
3.腊肉在常温下保存，农历三月以前味道是最正宗的时候，随着气温的升高，腊肉虽然肉质不变，但味会变得刺喉。所以农历三月以后，腊肉就不能在常温下保存了。最好的保存办法就是将腊肉洗净，用保鲜膜包好，放在冰箱的冷藏室，这样可以长久保存，即使三年五年也不会变味。

腊肉

腊肉是指肉经腌制后再经过烘烤（或日光下曝晒）所制成的加工品。腊肉的防腐能力强，能延长保存时间，并增添特有的风味，是湖北、湖南、四川、江西、贵州、陕西的特产，已有几千年的历史。

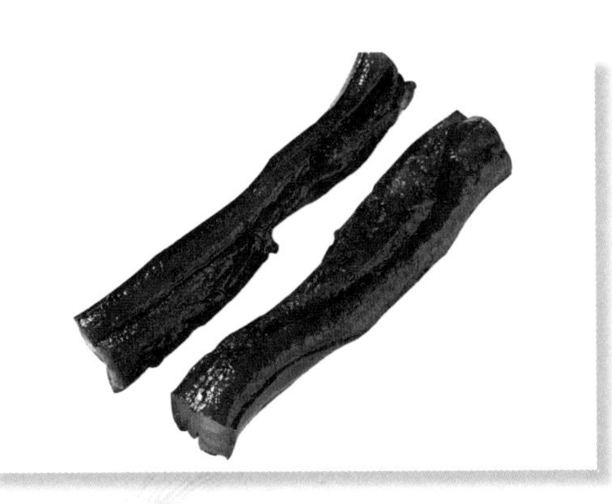

鸡蛋

鸡蛋，又名鸡卵、鸡子，营养丰富，被人们称为“理想的营养库”。鸡蛋含有自然界中仅次于母乳的优良蛋白质，含有人体所需的大多数营养物质，能为人体提供均衡的营养。每天食用一个鸡蛋已经成为不少长寿老人延年益寿的经验。

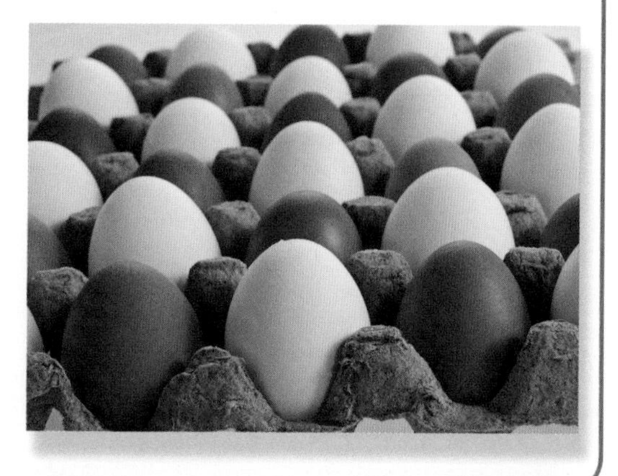

营养成分与药用功效

1.鸡蛋富含DHA和卵磷脂、B族维生素、卵黄素，对神经系统和身体发育有利，能健脑益智，改善记忆力，并促进肝细胞再生。
2.鸡蛋含有丰富的蛋白质、脂肪、维生素和钾等人体所需要的矿物质，对肝脏组织损伤有修复作用。
3.鸡蛋清含有丰富的蛋白质和少量醋酸，常食可以使皮肤白嫩。
4.鸡蛋清性微寒而气清，能益精补气、润肺利咽、清热解毒，护肤、美容，有助于延缓衰老。

适合人群

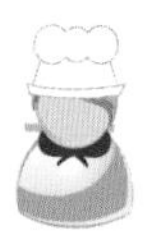

1.一般人皆可食用。
2.适宜体质虚弱、营养不良、贫血及产后、病后调养；适宜婴幼儿发育期补养。
3.患高热、腹泻、肝炎、肾炎、胆囊炎、胆石症者应少食或忌食鸡蛋。
4.老年高血压、高血脂、冠心病人，宜少量食用鸡蛋，一般每日不超过一个。

做法指导

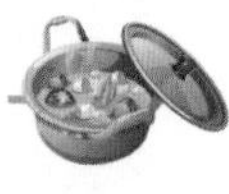

1.煎荷包蛋时，在蛋黄即将凝固之际浇少许凉开水，会使蛋又黄又嫩。
2.要煎好荷包蛋，一定要锅热再放油，放油后调成中火，这样不会使鸡蛋因为温度太高而煎得过老而干硬。
3.炒鸡蛋时加入几滴醋，炒出的蛋松软味香。
4.炒鸡蛋时加入少许白糖，会使蛋白质变性的凝固温度上升，从而延缓了加热时间，加上白糖具有保水性，因而可使炒出的蛋膨松柔软。

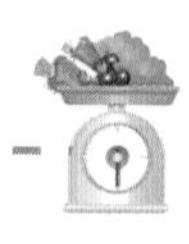

营养成分与药用功效

1.中医认为，鸭蛋性凉味甘，具有滋阴清肺、大补虚劳、养血、美肤的功效。
2.鸭蛋中各种矿物质的总量超过鸡蛋，特别是铁和钙更丰富，对骨骼发育有益，并能预防贫血。
3.鸭蛋含有较多的维生素B_2，是补充B族维生素的理想食品之一。
4.鸭蛋还含有蛋白质、磷脂、维生素A、钙、钾、铁、磷等营养物质。
5.鸭蛋可用于咳嗽、喉痛、齿痛、泄疾。

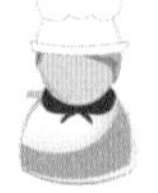

适合人群

1.一般人皆可食用 。
2.适宜肺热咳嗽、咽喉痛、泄痢者食用；
3.凡脾阳不足、寒湿下痢以及食后气滞痞闷者忌食；癌症患者忌食。
4.鸭蛋的胆固醇含量较高，心血管病、肝肾疾病患者应少食。

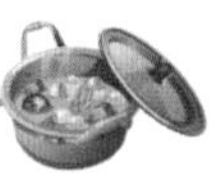

做法指导

1.鸭蛋尤其适宜制作松花蛋、咸鸭蛋，咸鸭蛋腌好后，蛋黄变软出油，非常可口。
2.将煮熟的鸭蛋去壳后, 用筷子在蛋清与蛋黄上戳几个小眼, 将少许米醋和味精用温开水调匀后倒入蛋中，吃起来风味独特。

鸭 蛋

鸭蛋，又名鸭卵，比鸡蛋个大、壳厚，主要含蛋白质、脂肪、钙、磷、铁、钾、钠等营养成分。因鸭子是以水生动物和植物为主要食物来源，所以鸭蛋稍有一些腥味，新鲜食用时不如鸡蛋可口，煮熟后蛋清呈淡蓝色，蛋黄呈橘红色。

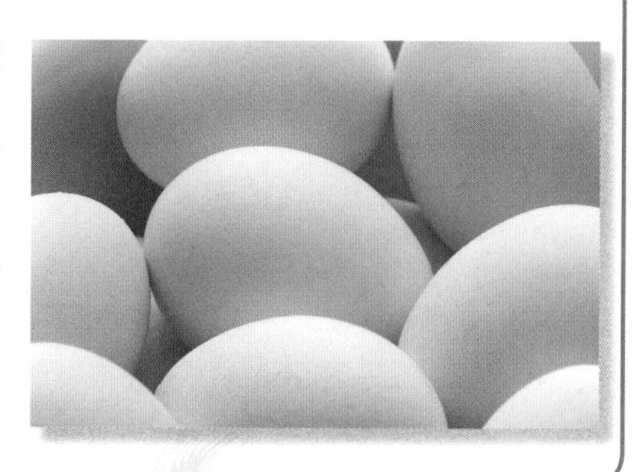

鹅蛋

鹅蛋呈椭圆形，个体很大。鹅蛋含有丰富的营养成分，如蛋白质、脂肪、矿物质和维生素等。鹅蛋中以散养大白鹅所产的蛋营养最好。

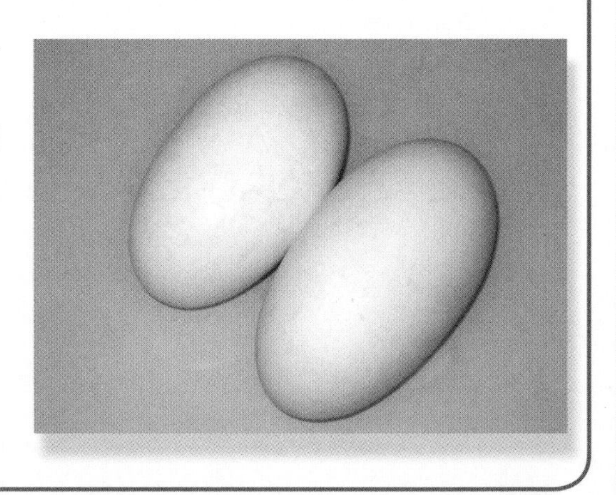

营养成分与药用功效

1.鹅蛋中含有丰富的营养成分，如蛋白质、脂肪、矿物质和维生素等，最多和最主要的是蛋清中的卵白蛋白和蛋黄中的卵黄磷蛋白，蛋白质中富有人体所必需的各种氨基酸，是完全蛋白质，易于人体消化吸收。
2.鹅蛋中的脂肪绝大部分集中在蛋黄内，含有较多的磷脂，其中约一半是卵磷脂，这些成分对人的脑及神经组织的发育有重大作用。
3.鹅蛋黄中铁、磷和钙含量较多，易被人体吸收利用。
4.鹅蛋黄中有丰富的维生素A、维生素D、维生素E、核黄素和硫胺素，鹅蛋清中的维生素以核黄素和尼克酸居多，这些维生素也是人体所必需的。

适合人群

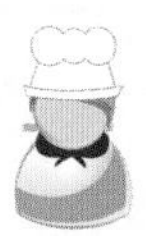

1.一般人皆可食用。
2.鹅蛋是老年人、儿童、体虚者、贫血者的理想营养食品。
3.低热不退、动脉硬化、气滞者不宜食鹅蛋。

做法指导

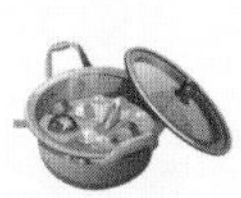

1.新鲜的鹅蛋采用煮、蒸、炒、煎等烹制方式，或者加工蛋糕、面包等食品。
2.煮鹅蛋时，如果不小心将蛋壳碰裂，可以加些醋使蛋清凝固避免流出；鹅蛋煮好后马上放入冰水中，这样蛋壳会比较好剥。

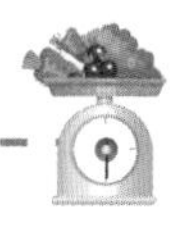

营养成分与药用功效

1.中医认为，鹌鹑蛋有补血益气、降脂降压、强身健脑、丰肌泽肤等功效。
2.鹌鹑蛋中含丰富的蛋白质、维生素A、维生素B_1、维生素B_2、铁、磷、钙等营养物质。
3.鹌鹑蛋可辅助治疗浮肿、肥胖型高血压、糖尿病、贫血、腹水等多种疾病。
4.鹌鹑蛋中富含卵磷脂和脑磷脂，是高级神经活动的营养物质，具有健脑的作用。
5.鹌鹑蛋可以强筋壮骨、健肝润肺；含有能降血压的芦丁等物质，是心血管病患者的理想滋补品。

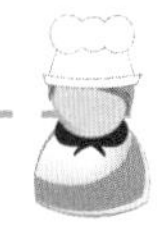

适合人群

1.一般人皆可食用。
2.脑血管病人不宜多食鹌鹑蛋。
3.鹌鹑蛋的营养价值较高，最适合体质虚弱、营养不良、气血不足者和少年儿童食用。
4.肺气虚弱所致的支气管哮喘、肺结核、心血管疾病、神经衰弱患者，胃气不足的胃病患者适宜食用鹌鹑蛋。

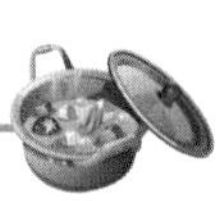

做法指导

1.鹌鹑蛋通常煮至全熟或半熟后去壳食用，也可以腌渍或做胶冻食物。
2.鹌鹑蛋常用于色拉中。

鹌鹑蛋

鹌鹑蛋又名鹑鸟蛋、鹌鹑卵，味道鲜美，营养丰富，是典型的高蛋白、低脂肪、低胆固醇食物，特别适宜中老年人以及高血压、肥胖症患者食用，在营养上有其独特之处，是一种很好的滋补品，被认为是“动物中的人参”。

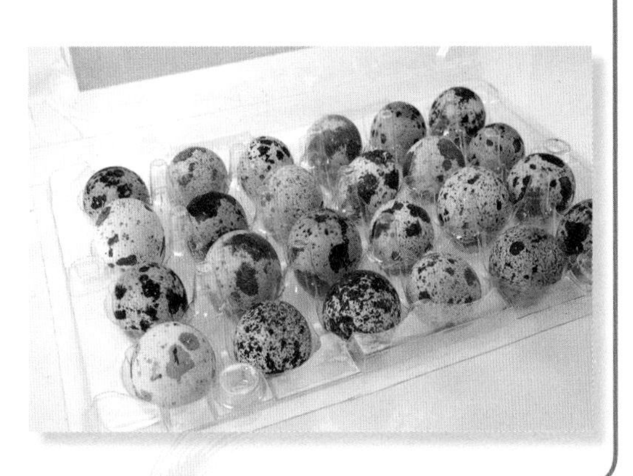

鸽蛋

鸽蛋被誉为“动物人参”，是高蛋白低脂肪的滋补食品，能够增强人体的免疫和造血功能，对手术后的伤口愈合、产妇的恢复和调理、儿童的发育成长更具功效。

营养成分与药用功效

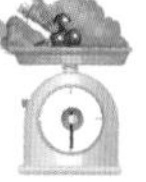

1.鸽蛋富含优质蛋白质及少量脂肪，并含磷脂、铁、钙、维生素A、维生素B_1、维生素D等营养成分，有改善皮肤细胞活性、增强皮肤弹性、促进血液循环等功效。
2.鸽蛋可补肝肾、益精气、润肌肤，解疮毒，常用于辅助治疗肾虚所致的腰膝酸软、疲乏无力、心悸失眠等症。

适合人群

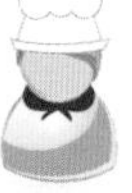

适宜老年人、儿童、体虚者、贫血者、高脂血症患者食用；钙、磷的含量在蛋类中相对较高，非常适宜婴幼儿食用；食积胃热者、性欲旺盛者及孕妇忌食。

做法指导

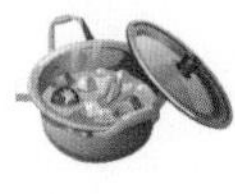

鸽蛋煮食、冲泡皆可。

松花蛋

松花蛋又叫皮蛋、变蛋、灰包蛋，是传统风味的蛋制品。有一种特殊的香气，吃起来鲜滑爽口，色香味均有独到之处，适宜作为夏日的清凉泻火佳肴。

营养成分与药用功效

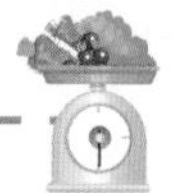

1.松花蛋富含矿物质，脂肪和总热量较低，能增进食欲，促进营养的消化吸收。
2.松花蛋有中和胃酸、清凉降压、润肺养阴、润喉、去热、去大肠火、治泻痢等功效，可辅助治疗高血压、口疮、咽干口渴、耳鸣眩晕等疾病。

适合人群

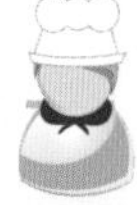

1.适宜火旺者。
2.脾阳不足、寒湿下痢、心血管疾病、肝肾疾病患者及儿童应少食。

做法指导

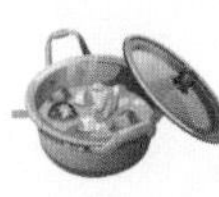

1.松花蛋应蒸煮后食用，食用松花蛋应配以姜末和醋。
2.松花蛋剥壳后要尽快吃完，因为长时间暴露很容易感染沙门氏菌。

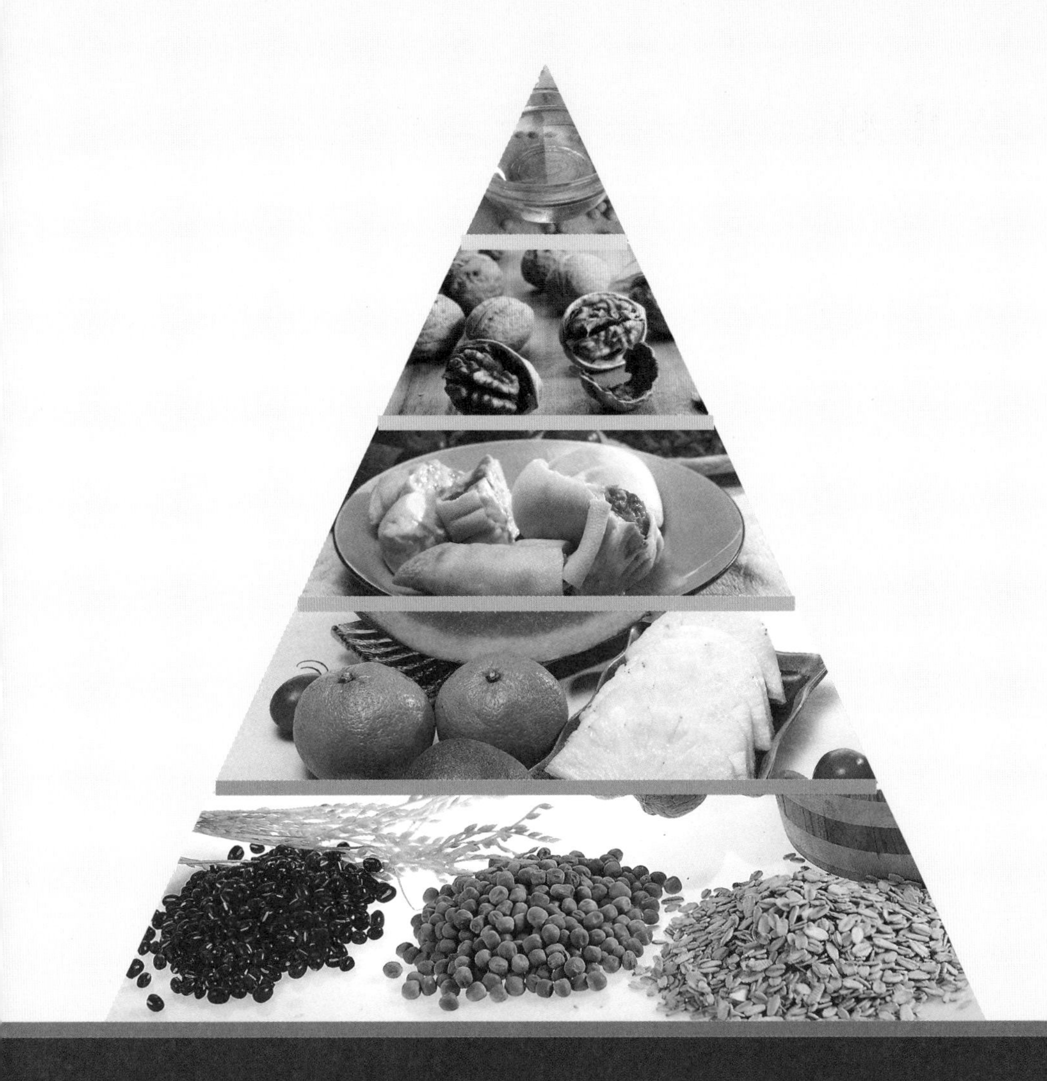

第五章 膳食宝塔第四层

——奶类、大豆类和坚果类

奶类富含优质蛋白质、维生素、钙，利用率高，是天然钙质的极好来源。儿童、青少年常食奶类，能补充自身钙质的不足，预防佝偻病，促进生长发育。民间流传有“可一日无肉，不可一日无豆”。豆类富含大量优质蛋白质、不饱和脂肪酸、钙及维生素B_1、维生素B_2、烟酸等，营养全面。坚果是植物的精华部分，一般都营养丰富，含蛋白质、油脂、矿物质、维生素较高，对人体生长发育、增强体质、预防疾病有极好的功效。

◎奶类及奶制品　　◎豆类及制品　　◎坚果类

牛奶

牛奶中含有丰富的钙、维生素A等，包括人体生长发育所需的全部氨基酸，营养全面，消化率可高达98%，是其他食物无法相比的，被誉为“最接近完美的食品”。

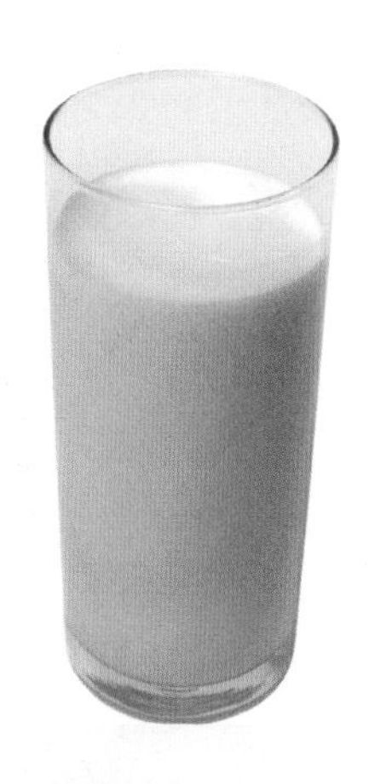

营养成分与药用功效

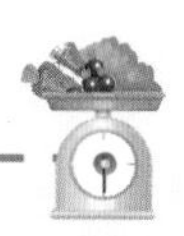

1.牛奶具有补虚损、益肺气、生津润肠之功效。
2.牛奶中富含维生素A、维生素B_2、乳清蛋白等，可以促进皮肤的新陈代谢，防止皮肤干燥及暗沉，使皮肤白皙、有光泽，并可防治多种色素沉着引起的斑痕。
3.牛奶中的钙最容易被吸收，而且磷、钾、镁等多种矿物质比例合理。孕妇应多喝牛奶；绝经期前后的中年妇女常喝牛奶可减缓骨质流失。

适合人群

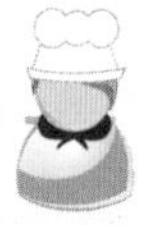

1.一般人皆可食用。
2.脱脂奶适合老年人、糖尿病患者、高脂血症患者及血压偏高的人群；高钙奶适合中等及严重缺钙的人群、儿童、老年人、失眠者以及工作压力大的女性。
3.缺铁性贫血、乳糖酸缺乏症、胆囊炎、胰腺炎患者不宜饮用牛奶；脾胃虚寒、痰湿者应慎食牛奶。
4.肠胃功能较弱的人不宜大量饮用牛奶。
5.乳糖不耐受的人群不宜饮用纯牛奶，可饮用酸牛奶。

做法指导

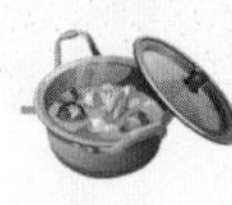

1.牛奶加热时不要煮沸，也不要久煮，否则会破坏营养素。
2.袋装牛奶不宜长时间浸泡在热水中加热，这样会破坏牛奶中的营养成分，而且在高温下，塑料袋中的一些化学成分易分解产生对人体有害的物质。
3.煮牛奶时不要加糖，应在离火后再加。
4.牛奶加蜂蜜是非常好的搭配，并且有辅助缓解痛经的作用。

奶粉

奶粉是将牛奶除去水分后制成的粉末，适宜保存。根据意大利马可·波罗在游记中的记述，中国元朝的蒙古骑兵曾携带过一种奶粉食品，就是对牛奶进行了巧妙的干燥处理，便于携带和保存。

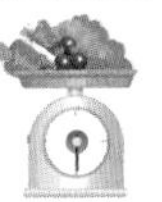

营养成分与药用功效

1.奶粉中含乳糖，能促进人体肠内有益菌的生长，抑制肠内异常发酵，利于肠道健康。
2.奶粉中的矿物质是人体构成不可缺少的物质，含钙丰富且钙磷比例合理，吸收率高。

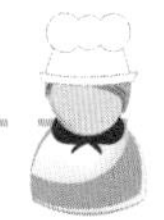

适合人群

全脂奶粉老少皆宜，脱脂奶粉适宜中老年人、肥胖者和不适于摄入脂肪者。

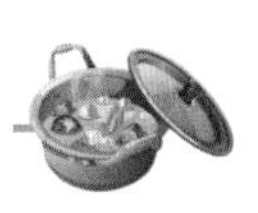

做法指导

在冲奶粉的时候，尽量用温水，充分搅拌，这样溶解也较容易。

奶酪

奶酪是牛奶经浓缩、发酵而成的奶制品，它去除了牛奶中大量的水分，保留了其中营养价值极高的精华部分，被誉为“乳品中的黄金”。

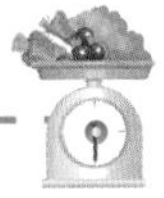

营养成分与药用功效

1.奶酪是含钙最多的奶制品，是孕妇、中老年人及青少年儿童的补钙佳品。
2.奶酪能促进代谢，增强活力，具有补肺、润肠、养阴的功效。
3.奶酪中的乳酸菌有利于维持人体肠道内正常菌群的稳定和平衡，防治便秘和腹泻。

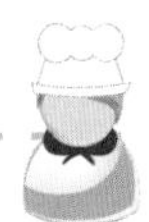

适合人群

适宜孕妇、中老年人及成长发育旺盛的青少年儿童。想减肥的人士不宜多食。

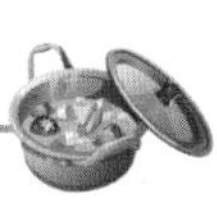

做法指导

1.制作比萨时加入奶酪，可以使比萨的味道变得更好。
2.烤洋葱、土豆等蔬菜时加入奶酪，能防止菜品被过分烘烤，并起到调味作用。

酸奶

酸奶是一种营养丰富、易于消化的饮料，其制作方法源于欧洲。

营养成分与药用功效

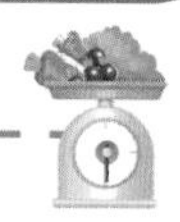

1.酸奶能促进消化液的分泌，增加胃酸，因而能增强人的消化能力，促进食欲。
2.常饮酸奶有助于防治癌症和贫血及儿童营养不良。孕妇喝酸奶，除能补充能量外，还提供维生素；更年期女性常饮，可预防由于缺钙引起的骨质疏松症。
3.酸奶能抑制肠道腐败菌的生长，又能强化肌体免疫系统。

适合人群

适宜女性和老年人。胃肠道手术后、腹泻或其他肠道疾病患者不宜饮用。

做法指导

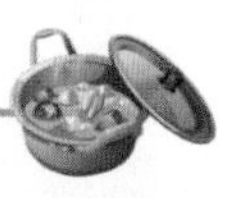

1.饮用酸奶不能加热，夏季饮用宜现买（制）现喝。酸奶中的活性乳酸菌，若经加热或开水稀释，会大量死亡，不仅特有的风味消失，营养价值也损失殆尽。
2.酸奶宜在饭后2小时左右饮用。

黄油

黄油是由奶皮子、白油或从鲜奶凝结出的油皮中提取，是将牛奶中的稀奶油和脱脂乳分离后，经搅拌而成的。

营养成分与药用功效

1.黄油的主要成分是脂肪，其含量在90%左右，剩下的主要是水分、胆固醇，基本不含蛋白质。
2.牛奶中的脂溶性营养成分都存在于乳脂肪当中，包括维生素A和胡萝卜素等。

适合人群

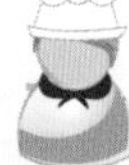

一般人皆可食用。孕妇、肥胖者忌食。糖尿病患者、高脂血症患者不要食用黄油。

做法指导

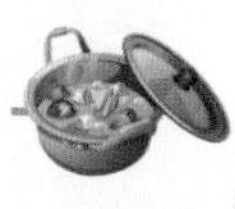

黄油一般很少被直接食用，通常作为烹调食物的辅料。

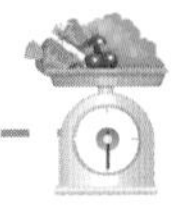

营养成分与药用功效

1.黄豆含有丰富的蛋白质，以及人体必需的多种氨基酸，常食可以提高人体免疫力。
2.黄豆中的卵磷脂可除掉附在血管壁上的胆固醇，防止血管硬化，预防心血管疾病，保护心脏。
3.黄豆中含有的膳食纤维，既可通便，又能降低胆固醇含量。
4.黄豆中含有一种抑制胰酶的物质，对糖尿病有辅助治疗作用；所含的皂苷可降血脂、抑制体重增加。
5.黄豆蛋白质内赖氨酸较多，色氨酸较少，食用黄豆制品时应注意与含色氨酸丰富的食物搭配使用，如米、面、玉米等粮谷类和鸡蛋、鸭蛋、鸽蛋等蛋类食品，这样可以提高黄豆蛋白质的利用率。
6.黄豆中含有的亚油酸，能促进儿童的神经发育、降低血中胆固醇，是预防高血压、冠心病、动脉硬化等的良好食品。

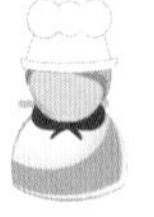

适合人群

1.一般人皆可食用。
2.胃肠功能虚弱、肾功能不全者、婴儿要慎食。

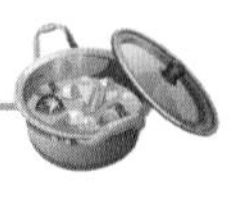

做法指导

1.黄豆多用来制作主食、糕点、小吃等。
2.在炒泡发的黄豆时，滴几滴料酒，再放入少许盐，这样豆腥味会减轻许多，在炒黄豆之前用凉盐水洗一下，也可达到同样的效果。

黄豆

黄豆也称大豆，我国自古栽培，至今已有5000年的种植史。现在全国普遍种植，在东北、华北、陕、川及长江下游地区均有出产，以长江流域及西南栽培较多，而东北大豆质量最优。黄豆的营养价值很高，被称为“豆中之王”，是数百种天然食物中最受营养学家推崇的。

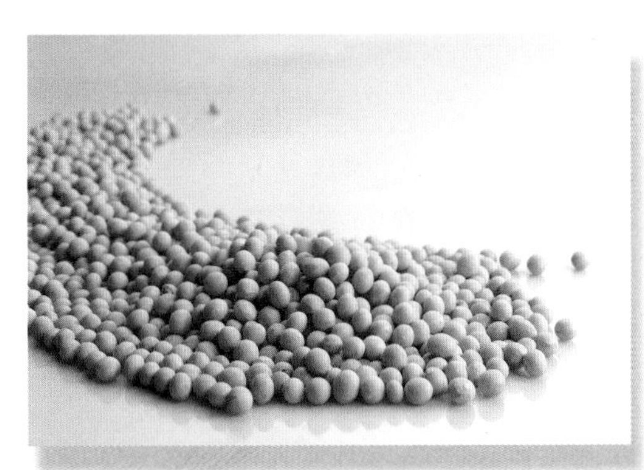

豆浆

豆浆享有“植物奶”的美誉。豆浆起源于中国，相传为西汉淮南王刘安始创。刘安是大孝子，其母患病期间，刘安每天用泡好的黄豆磨豆浆给母亲喝，刘母的病很快就好了，从此豆浆就渐渐在民间流传开来。豆浆被我国营养学家推荐为防治高血脂症、高血压、动脉硬化等疾病的理想食品。

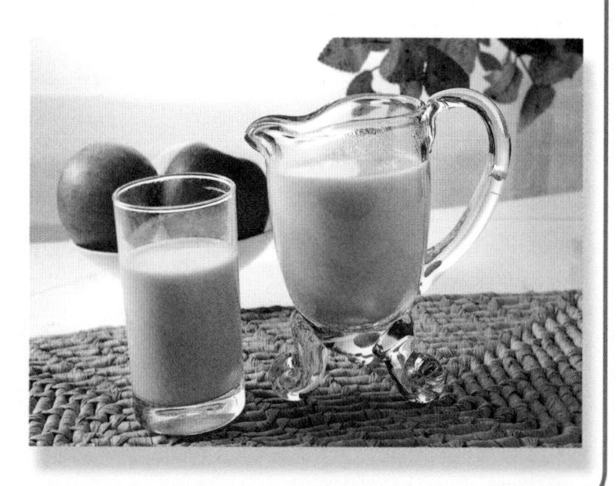

营养成分与药用功效

1.豆浆含有丰富的植物蛋白和磷脂，还含有维生素B_1、维生素B_2和烟酸。
2.豆浆还含有铁、钙等矿物质。
3.多喝鲜豆浆可预防老年痴呆症的发生。
4.以喝豆浆的方式补充植物蛋白，可以使人的抗病能力增强，起到抗癌和保健作用。
5.中老年妇女常喝豆浆，能调节内分泌系统，减轻更年期症状，保持体态健美和防止衰老。
6.青年女性常喝豆浆，能减少面部青春痘、暗疮的发生，使皮肤白皙润泽，容光焕发。

适合人群

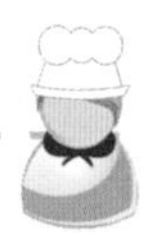

1.一般人皆可饮用。
2.尤其适宜青年女性和更年期女性长期饮用。

做法指导

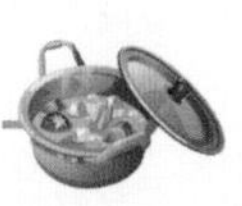

1.不要饮未煮熟的豆浆；饮豆浆不要加红糖，白糖须煮熟离火后再加。
2.有些药物（如抗生素类药物）会破坏豆浆里的营养成分，所以豆浆不能与药物同服。
3.最好不要空腹饮豆浆，否则其蛋白质大都会在人体内转化为热量而被消耗掉，不能充分起到补益作用。

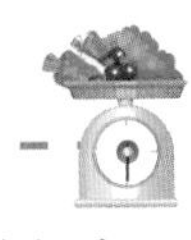

营养成分与药用功效

1.豆腐及豆腐制品的蛋白质含量丰富，而且比例也接近人体需要，营养价值较高；富含的大豆卵磷脂有益于神经、血管、大脑的发育生长。
2.大豆蛋白能降低血脂，预防心血管疾病。
3.豆腐有益中气、和脾胃、健脾利湿、润肺健肤、清热解毒、下气消痰之功效。
4.豆腐及豆腐制品对病后调养、减肥、细腻肌肤很有好处。
5.豆腐内含植物雌激素，能保护血管内皮细胞不被氧化破坏，常食可减轻血管系统的破坏，预防骨质疏松、乳腺癌的发生，是更年期妇女的保护神。

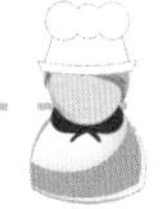

适合人群

1.一般人皆可食用。
2.尤其适宜老人、孕妇、产妇食用。

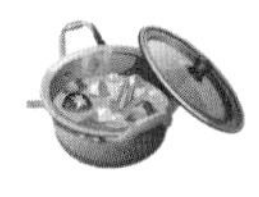

做法指导

1.烧豆腐时，加少许豆腐乳或汁，味道更鲜香。
2.将豆腐与肉类、蛋类搭配烹调，可大大提高豆腐中蛋白质营养的利用率。
3.做豆腐前，先用盐水焯一下，不容易碎。
4.若要内脂豆腐不碎，烹饪前可先除去其包装，入锅蒸20分钟，待冷却后再根据需要切成各种形状烹饪。

豆腐

豆腐为豆浆加石膏或盐卤水制成，古称“黎福”，是我国古代的发明创造，发展至今，已品种齐全，花样繁多。豆腐是老幼皆宜、益寿延年的美食佳品。豆腐营养丰富，含有钙、磷、镁等人体必需的多种微量元素，还含有糖类和丰富的优质蛋白，素有“植物肉”之美称。豆腐的消化吸收率达95%以上。两小块豆腐，即可满足一个人一天蛋白质的需要量。

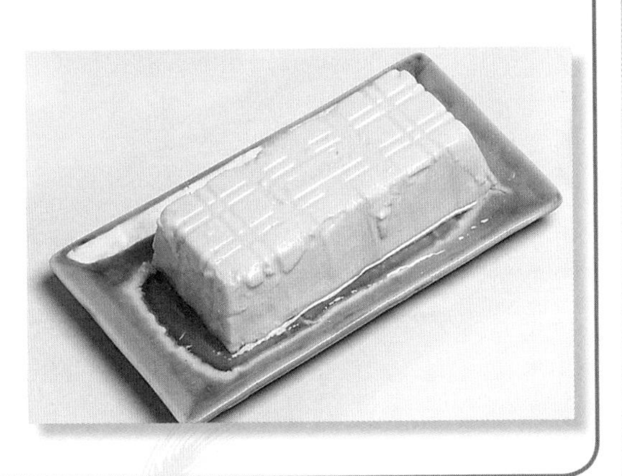

腐竹

腐竹又叫豆筋，是浓缩自豆浆的精髓之物。腐竹色黄白，油光透亮，含有丰富的蛋白质及多种营养成分，是一种营养丰富的优质豆制品。这种食品在运动前后吃，可提供肌肉生长所需要的蛋白质。

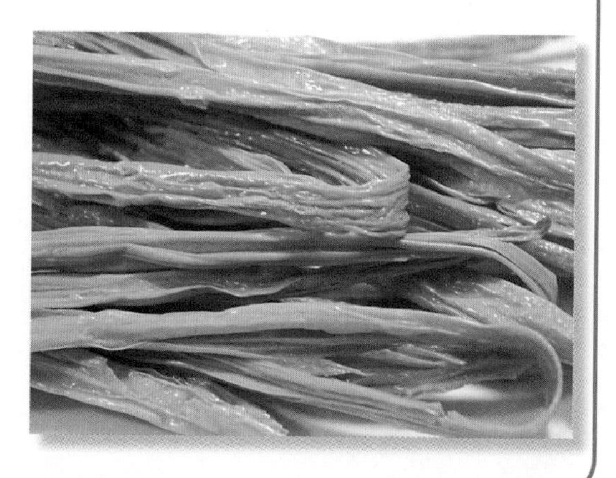

营养成分与药用功效

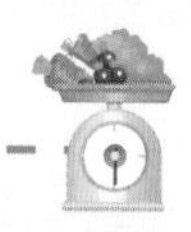

1.腐竹含有的卵磷脂可黏附掉附在血管壁上的胆固醇，防止血管硬化，预防心血管疾病，保护心脏。
2.腐竹含有多种矿物质和钙，常食可防止因缺钙引起的骨质疏松，促进骨骼发育，对小儿的骨骼生长极为有利。
3.腐竹具有清热润肺、止咳消痰的功效。
4.腐竹具有良好的健脑作用，常食能预防老年痴呆症的发生。

适合人群

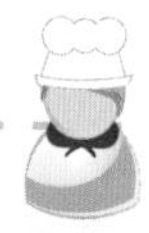

1.一般人皆可食用。
2.肾炎、肾功能不全者应少食，否则会加重病情；糖尿病、酸中毒以及痛风患者或正在服用四环素、优降灵等药的患者也应慎食。

做法指导

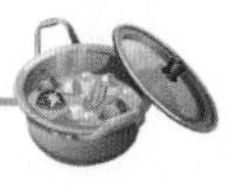

1.腐竹可烧、炒、凉拌、做汤等，食之清香爽口，荤食、素食别有风味。
2.腐竹须用凉水泡发，这样可使腐竹整洁美观；如用热水泡，则腐竹易碎。
3.腐竹适于久存，但应存放在干燥通风之处。过伏天的腐竹，要经阳光晒、凉风吹。

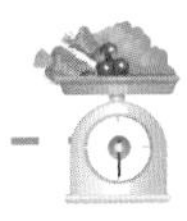

营养成分与药用功效

1.桂圆性温味甘，益心脾，补气血，具有良好的滋养补益作用。
2.桂圆含有多种营养物质，有健脑益智、养心安神的功效。
3.妇女更年期是妇科肿瘤易发阶段，适当吃些桂圆有利于健康。
4.桂圆有滋补强身、养血壮阳、健脾开胃、润肤美容的功效。
5.桂圆的含糖量很高，且含有能被人体直接吸收的葡萄糖，体弱贫血、年老体衰、久病体虚者经常吃些桂圆很有补益；桂圆也是产妇重要的调补食品。
6.鲜桂圆生食能生津液，润五脏，是阴虚津少、心中烦热、口燥咽干、咳嗽痰少者的食疗佳品。

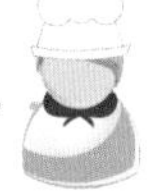

适合人群

1.一般人皆可食用。
2.适宜体质虚弱的老年人、记忆力低下者、头晕失眠者以及妇女食用。
3.尤其适宜产妇和久病体虚者。

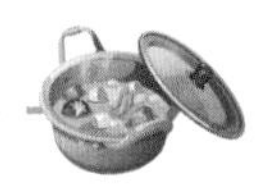

做法指导

1.每晚睡前吃十来个桂圆，可养心安神，治疗心悸失眠。
2.也可根据需要，用桂圆作为煲汤、煮粥的食材，或泡茶、泡酒饮用。

桂圆

桂圆又称龙眼，《名医别录》称其为“益智”，言其功效养心益智；《开宝本草》称其为“亚荔枝”，言其形状如荔枝。桂圆原产于我国南部及西南部，现主要分布于广西、广东、福建和台湾等省(区)，此外，海南、四川、云南和贵州省也有小规模栽培。世界上栽培桂圆的国家和地区还有泰国、越南、老挝、缅甸、斯里兰卡等。

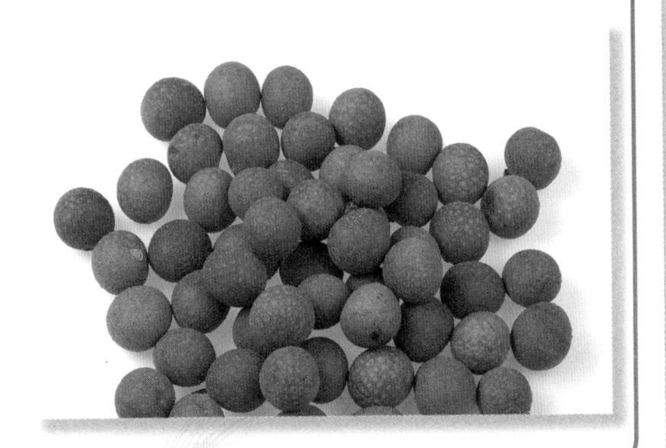

白果

白果又名银杏核，公孙树子等，为银杏树的果实，是著名的干果，其果仁味清香，食之软糯可口。白果含有多种营养元素，除蛋白质、脂肪、糖类之外，还含有维生素C、维生素B_2、胡萝卜素、钙、磷、铁、钾、镁等微量元素，以及银杏酸、白果酚、多糖等成分。白果不仅是一种美食，而且药用价值也很高。

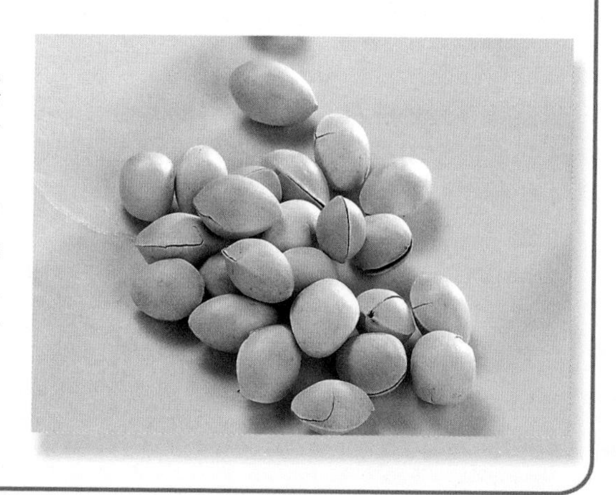

营养成分与药用功效

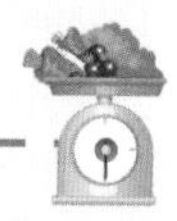

1.中医认为，白果能敛肺气、定痰喘、止带浊、止泻泄、解毒、缩小便，主治哮喘痰嗽、带下白浊、小便频数、遗尿等。

2.白果具有通畅血管、保护肝脏、改善大脑功能、润皮肤、抗衰老、治疗老年痴呆症和脑供血不足等功效。

3.白果中的黄铜苷、苦内脂对脑血栓、老年性痴呆、高血压、冠心病、动脉硬化、脑功能减退等病有特殊的预防和治疗效果。

4.经常食用白果可以扩张微血管、促进血液循环、使人肌肤红润、精神焕发。

5.治疗粉刺：用温水洗脸后将白果种仁切出平面，频搓患部。

6.治疗喘咳：白果仁30克，冰糖15克，水煎至熟透，连渣服，每天1～2次。

适合人群

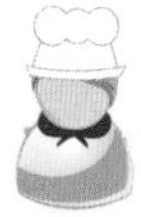

1.一般人皆可食用。

2.孕妇以及儿童不宜多食。

做法指导

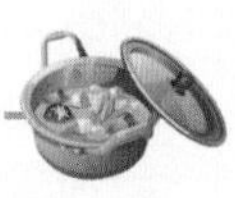

白果可用来炒、烤、煮食，也可做配菜、糕点、蜜饯、罐头、饮料和酒类。

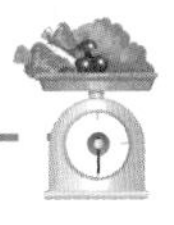

营养成分与药用功效

1.核桃仁中含有的蛋白质及不饱和脂肪酸，能滋养脑细胞，增强脑功能。
2.核桃仁含锌、锰、铬等人体不可缺少的微量元素，有促进胆固醇代谢、保持内分泌正常、抗衰老和保护心血管的功能。
3.核桃仁中含有大量维生素E，经常食用有润肌肤、乌须发的作用，可以令皮肤滋润光滑，富于弹性。
4.核桃仁有补肾强腰、定喘润肠的功效，可辅助治疗神经衰弱、头昏、失眠、健忘、心悸、食欲不振、腰膝酸软、须发早白等症。
5.核桃仁具有多种不饱和脂肪酸，能防治动脉硬化，常食对心脏有益。

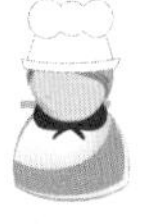

适合人群

1.一般人皆可食用。
2.肾虚、肺虚、神经衰弱、气血不足、癌症患者可常食，尤其适宜脑力劳动者和青少年食用。
3.腹泻、阴虚火旺、痰热咳嗽、便溏腹泻、素有内热盛及痰湿重者均不宜食用核桃仁。

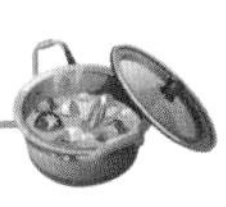

做法指导

1.将核桃仁加适量盐水煮，饮汤吃渣可治肾虚腰痛、遗精、阳痿、健忘、耳鸣、尿频等症。核桃仁与薏仁、栗子等煮粥吃，可辅助治疗尿频、遗精、大便溏泻等病症。
2.将核桃仁与黑芝麻研碎后混合食用，可增加皮脂分泌，改善皮肤弹性，保持皮肤细腻，延缓衰老。

核桃

核桃又名胡桃、合桃，与杏仁、腰果、榛子一起，并列为世界四大干果。核桃仁营养丰富，含有较多的蛋白质及人体营养必需的不饱和脂肪酸，在国外被称为“大力士食品”、“益智果”，在国内享有“万岁子”的美称。

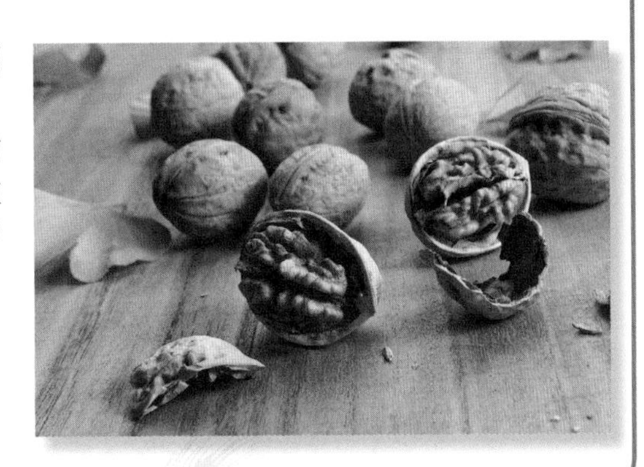

花生

花生又名“落花生”，含有大量的蛋白质和脂肪，特别是不饱和脂肪酸的含量很高。花生长于滋养补益，有助于延年益寿，所以民间又称“长生果”，并且和黄豆一样被誉为“植物肉”。世界上栽培花生的国家有100多个，亚洲最为普遍，其次为非洲。

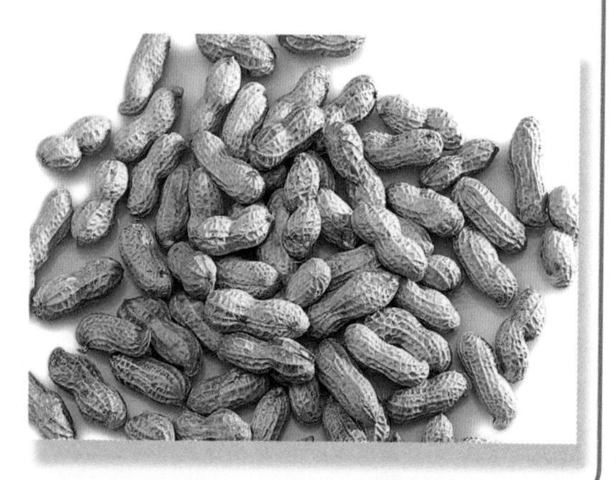

营养成分与药用功效

1.花生含有人体必需的脂肪酸和维生素E、矿物质，能促进脑细胞发育，增强记忆的功能，延缓脑功能衰退，抗衰老。

2.花生中的维生素K和抗纤维蛋白溶解酶有止血作用，花生红衣的止血作用比花生高出50倍，对多种出血性疾病都有良好的止血功效。

3.花生中的不饱和脂肪酸有降低胆固醇的作用，有助于防治动脉硬化、高血压和冠心病。

4.花生富含多种维生素、钙、卵磷脂、铁以及生物活性物质等，可以辅助降低血小板聚集。

适合人群

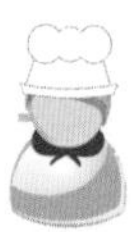

1.一般人皆可食用。

2.尤其适宜儿童、青少年及老年人食用。

3.也适宜营养不良、脾胃失调、咳嗽痰喘、乳汁缺少者。

4.患胆病、血黏度高或有血栓、体寒湿滞、肠滑便泄、内热上火者不宜食用花生。

做法指导

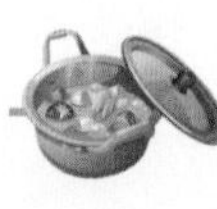

1.花生除可以榨油外，还可以炒、炸、煮食，制成花生酥以及各种糖果等。

2.煮花生前先将各种香料放在锅的最下面，然后放入洗好的花生，最后加入适量水，大火烧开，开锅5分钟后就关火，关火后再闷一个小时即可。这样不仅省水省火，还能让花生更好地入味。

3.花生霉变后含有大量致癌物质黄曲霉素，所以霉变的花生不能吃。

营养成分与药用功效

1.葵花子含的亚油酸可达70%，有助于降低人体血液胆固醇水平，有益于保护心血管健康，对癌症、动脉粥样硬化、神经衰弱有一定预防功效，对“三高”病人有一定的食疗作用。
2.葵花子的维生素E含量特别丰富，可安定情绪，防止细胞衰老，预防慢性非传染性疾病。
3.葵花子对神经系统有一定的维护保健功效，还具有治疗失眠、增强记忆力的作用。
4.葵花子含有多种维生素及锌、铁、钾、镁等微量元素，对预防贫血有一定作用。
5.葵花子有增强孕酮的作用，有助于安胎和促进胎儿生长发育。

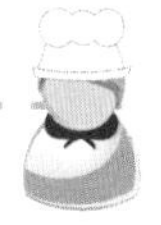

适合人群

1.一般人皆可食用。
2.尤其适宜癌症患者、高脂血症、动脉硬化、高血压、神经衰弱所致失眠、蛲虫病者食用。
3.孕妇可适量食用，有助安胎。

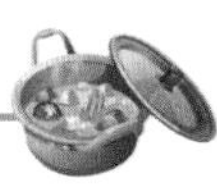

做法指导

1.葵花子可生吃，也可烘干后食用；生吃不上火，烘干后食用味香。
2.食用葵花子时，应尽量用手剥壳，或者使用剥壳器，以免经常用牙齿嗑瓜子而损伤牙釉质。经常嗑瓜子，容易使舌头和口角溃烂。

葵花子

葵花子，是菊科草本植物向日葵的种子，又称葵子。我国栽培向日葵至少已有近400年的历史，各地均有分布，近20年来，葵花子生产发展很快，如今已成为仅次于大豆的重要油料。

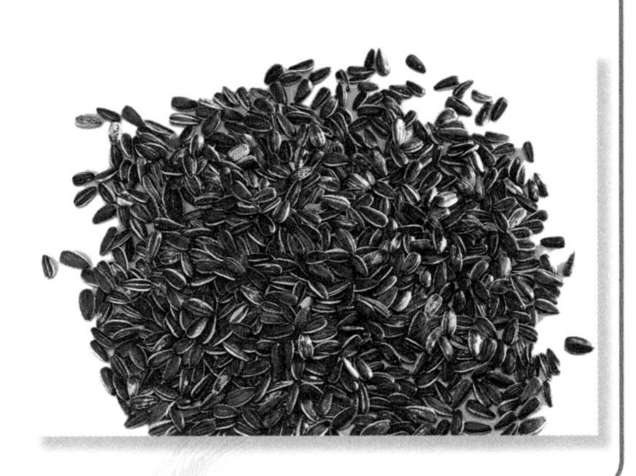

开心果

开心果是一种干果，主要分布在地中海沿岸各国，俄罗斯以及我国新疆等地，也已广泛栽培。开心果的果仁味道鲜美，营养丰富，不仅可供炒食，还广泛用于制糖、糕点、巧克力、烤面包、冰淇淋、蜜饯、罐头等及榨高级食用油。

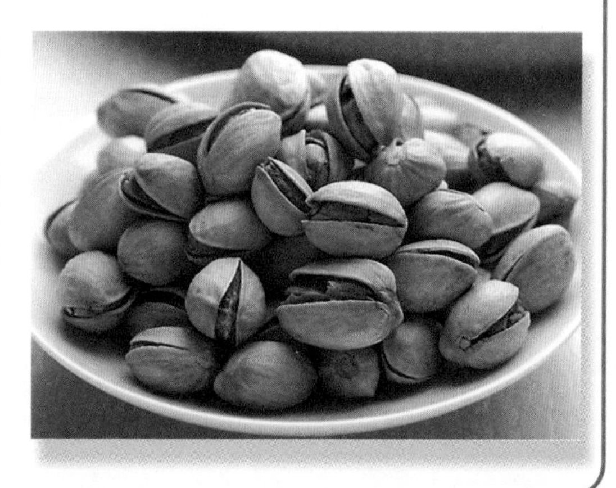

营养成分与药用功效

1.开心果果仁含有维生素E等成分，有抗衰老的作用，能增强体质。
2.开心果中含有丰富的油脂，有润肠通便的作用，有助于排毒。
3.开心果是滋补食物，温肾暖脾，补益虚损，调中顺气，能辅助治疗神经衰弱、浮肿、贫血、营养不良、慢性泻痢等症。
4.开心果还富含精氨酸，它不仅可以防止或延缓动脉硬化的发生，还能降低心脏病发作危险，降低胆固醇，缓解精神压力等。
5.开心果紫红色的果衣含有花青素，这是一种天然抗氧化物质；而翠绿色的果仁中则含有丰富的叶黄素，它不仅仅可以抗氧化，而且对保护视网膜也很有好处。

适合人群

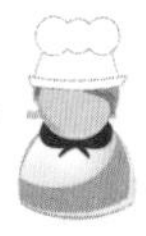

1.一般人皆可食用。
2.开心果有很高的热量，并且含有较多的脂肪，肥胖者、血脂高者应少吃。

做法指导

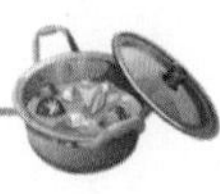

1.果仁颜色是绿色的比黄色的要新鲜。
2.储藏时间太久的开心果不宜再食用。

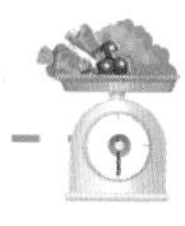

营养成分与药用功效

1.中医认为，栗子味甜性温，入脾、胃、肾，主要功效为养胃健脾、补肾强筋，可以治疗反胃、吐血、腰腿软弱、便血等症。
2.栗子对肾虚有良好的疗效。唐朝孙思邈认为栗子是“肾之果也，肾病宜食之。”
3.栗子所含的不饱和脂肪酸和各种维生素，有抗高血压、冠心病、骨质疏松和动脉硬化的功效，是抗衰老、延年益寿的滋补佳品。
4.栗子含有核黄素，常吃栗子对日久难愈的小儿口舌生疮和成人口腔溃疡有益。
5.栗子富含碳水化合物，能供给人体较多的热能，并能帮助脂肪代谢，具有厚补胃肠的作用。

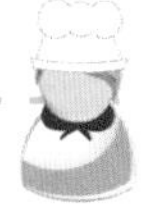

适合人群

1.一般人皆可食用。
2.尤其适宜中老年人经常食用。

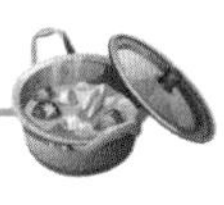

做法指导

1.可煨食、炒食，也可用栗子、大枣、茯苓、大米煮粥喝或用栗子面做糕点。
2.新鲜栗子容易变质霉烂，吃了发霉栗子会中毒，因此变质的栗子不能吃。
3.找到栗子的凹面中心点，用拇指横向捏一下，上面就会有一个小口，两手在口的两侧上下用力，就可以去壳取栗肉了。
4.将剥好壳的栗子放在碗中，倒入开水和盐，盖盖泡5分钟取出，就可以轻松去内膜了。

栗子

栗子又名板栗、大栗、栗果，有“千果之王”的美称，味道甘甜芳香，含糖、蛋白质、脂肪及多种维生素、矿物质，可供人体吸收和利用的养分很丰富，属于养胃健脾、延年益寿的上等果品。

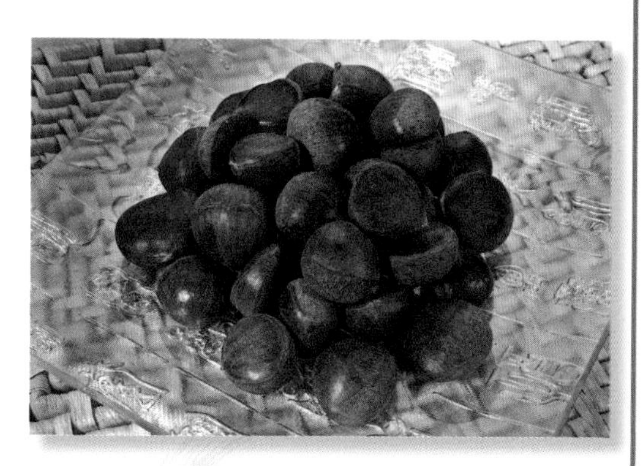

莲子

莲子，俗名藕实、莲蓬子，是常见的滋补品，古人称它“享清芳之气、得稼穑之味、乃脾之果也”。莲子中的钙、磷、钾含量非常丰富，还含有多种维生素、微量元素、荷叶碱、金丝草苷等物质，有很好的食疗作用。

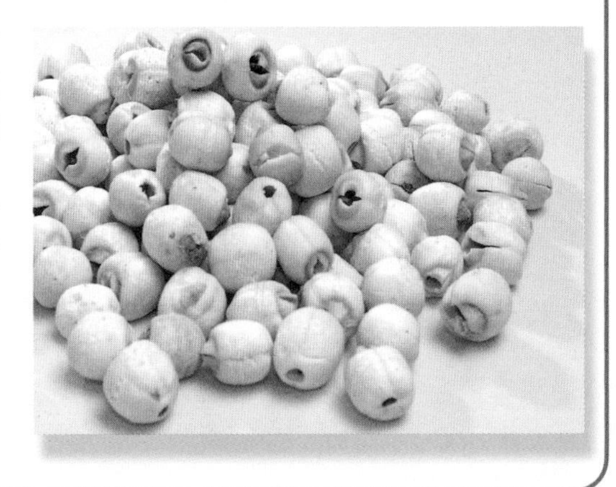

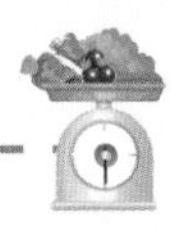

营养成分与药用功效

1.中医认为，莲子有益心补肾、健脾止泻的作用，适用于脾虚久泻、心悸失眠。
2.莲子对治疗神经衰弱、慢性胃炎、消化不良等有一定疗效。
3.莲子有促进凝血、使某些酶活化、维持神经传导和镇静的功效。
4.莲子中丰富的磷还是细胞核蛋白的主要组成部分，对维持酸碱平衡有重要作用。
5.莲子有安神的功效，脑力劳动者经常食用可以健脑、增强记忆力。
6.莲子有养心的功效，对老年人有很好的保健作用，并能预防老年痴呆的发生。
7.莲子有显著的强心作用，能扩张外周血管，降低血压。

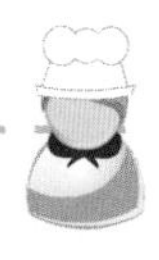

适合人群

1.一般人皆可食用。
2.适宜体质虚弱、心慌、失眠多梦、遗精、脾气虚、慢性腹泻者、癌症病人及放疗、化疗后食用；适宜妇女脾肾亏虚的白带过多者食用。
3.体虚或脾胃功能弱、平素大便干结难解或腹部胀满者忌食。

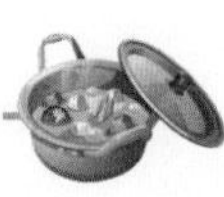

做法指导

1.莲子常用于制作莲子羹、八宝粥等滋补粥，也可泡发后用于爆炒。
2.干莲子煮之前加水浸泡一段时间，煮时省火且口感香软。

营养成分与药用功效

1.南方产的杏仁属于甜杏仁，多用于食用，还可作为原料加入蛋糕、曲奇和菜肴中，具有润肺止咳、滑肠等功效，对干咳无痰、肺虚久咳等症有一定的缓解作用。
2.北方产的杏仁则属于苦杏仁（又名北杏仁），带苦味，多作为药用，具有润肺、平喘的功效，对于因伤风感冒引起的多痰、咳嗽、气喘等症疗效显著；但苦杏仁一次食用不可过多，每次以不高于10克为宜。
3.杏仁还含有丰富的黄酮类和多酚类成分，这种成分不但能够降低人体内胆固醇的含量，还能显著降低心脏病和很多慢性病的发病风险。
4.杏仁还有美容功效，能促进皮肤微循环，使皮肤红润光泽。
5.素食者食用甜杏仁可以及时补充蛋白质、微量元素和维生素。甜杏仁中所含的脂肪是对心脏有益的多不饱和脂肪酸。

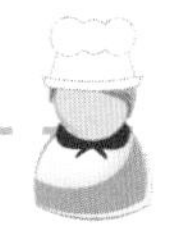

适合人群

1.一般人皆可食用。
2.婴儿忌食，阴虚咳嗽及泄痢便溏者禁食。

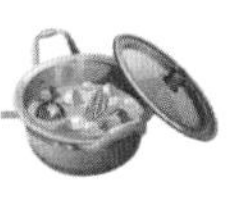

做法指导

1.杏仁烹调的方法很多，可以用来做粥、饼、面包等多种类型的食品，还能搭配其他食材制成美味菜肴。
2.杏仁必须先在水中浸泡多次，并加热煮沸，减少以至消除其中的有毒物质。

杏仁

杏仁，别名杏核仁、杏子等，分为甜杏仁和苦杏仁。杏仁营养丰富，含有丰富的不饱和脂肪酸，有益于心脏健康；含有维生素E等抗氧化物质，能预防疾病和早衰。杏仁中还含有含蛋白质、脂肪、碳水化合物、钙、磷、铁、胡萝卜素、抗坏血酸及苦杏仁苷等。

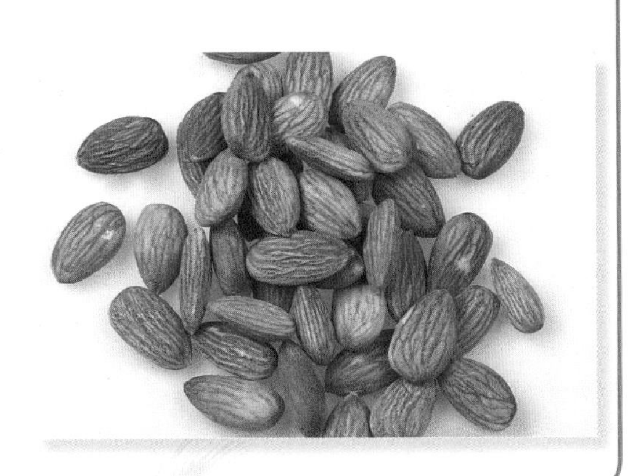

松子

松子，又叫罗松子、海松子、红松果等，为松科松属植物的种仁。松子中富含不饱和脂肪酸、矿物质，能给肌体组织提供丰富的营养成分，唐代的《海药本草》中就有“海松子温胃肠，久服轻身，延年益寿”的记载。松子被视为“长寿果”，又被称为“坚果中的鲜品”，对老人最有益。

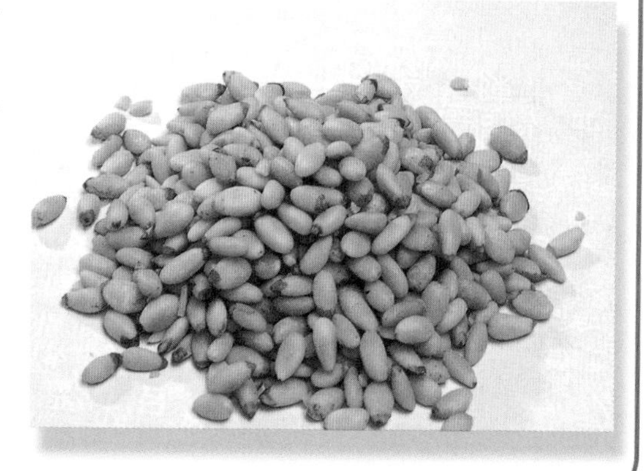

营养成分与药用功效

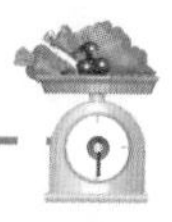

1.中医认为，松子仁味甘，性微温，有强阳壮骨、补血美肤、润肺止咳、滑肠通便等功效。

2.松子中富含不饱和脂肪酸，如亚油酸、亚麻酸等，能调节血脂、预防心血管疾病。

3.松子中维生素E高达30%，含大量矿物质如钙、铁、钾等，能强壮筋骨、消除疲劳、软化血管、延缓衰老，是中老年人的保健食物，也是女士们润肤美容食物。

4.松仁富含油脂，能润肠通便缓泻而不伤正气，对老人体虚便秘、小儿津亏便秘有一定的食疗作用。

5.松子中的磷和锰的含量丰富，对大脑和神经有补益作用，是学生和脑力劳动者的健脑佳品，对老年痴呆也有很好的预防作用。

适合人群

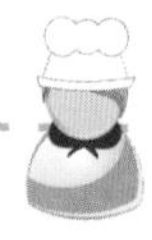

1.一般人皆可食用。

2.尤其适宜中老年体质虚弱、大便干结以及慢性支气管炎久咳无痰者食用。

做法指导

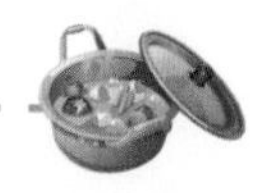

1.松仁可直接食用，口感香浓，是深受欢迎的休闲食品之一。

2.松仁可榨油，松仁油细腻香浓，营养丰富，属于优质食用油。

3.松仁也可作为烹制菜品的配料，可以很好地点缀菜品颜色，增加菜品香味。

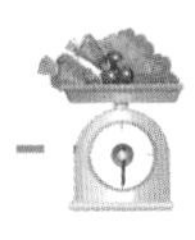

营养成分与药用功效

1.中医认为，腰果性平味甘，可润肺、去烦、除痰。
2.腰果中所含的维生素和矿物质等成分有很好的软化血管的作用，对保护血管、防治心血管疾病大有益处。
3.腰果中含有丰富的油脂，可以润肠通便、润肤美容、延缓衰老。
4.经常食用腰果可以提高肌体抗病能力，增进性欲。
5.腰果具有抗氧化、抗肿瘤的作用。

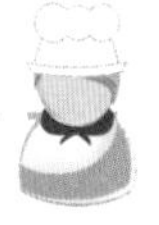

适合人群

1.一般人皆可食用。
2.腰果不宜食用过多，肥胖的人更要慎食，以避免油脂的过量摄取。肝功能严重不良者不宜食用；肠炎、腹泻和痰多患者应慎食。

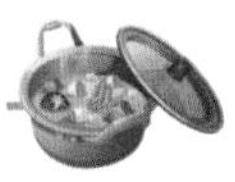

做法指导

1.腰果可油炸、盐渍、糖饯等，口感香脆。
2.腰果多用于制作腰果巧克力、点心和油炸盐渍食品。
3.腰果可榨油，腰果油为上等食用油，风味独特。
4.将腰果洗净，加水浸泡4个小时，沥干后油炸，口感更好。

腰果

腰果的果实又名鸡腰果、介寿果，因外形呈肾形而得名。腰果营养十分丰富，蛋白质、油脂、各种维生素含量都很高。腰果果实成熟时香气四溢，甘甜如蜜，酥脆可口，为世界著名的四大干果之一。腰果属于漆树科腰果树植物，有西方腰果、鸡腰果等几种。原产中美洲、南美洲，后传入东非和印度，盛产于当地沿海低海拔地区。

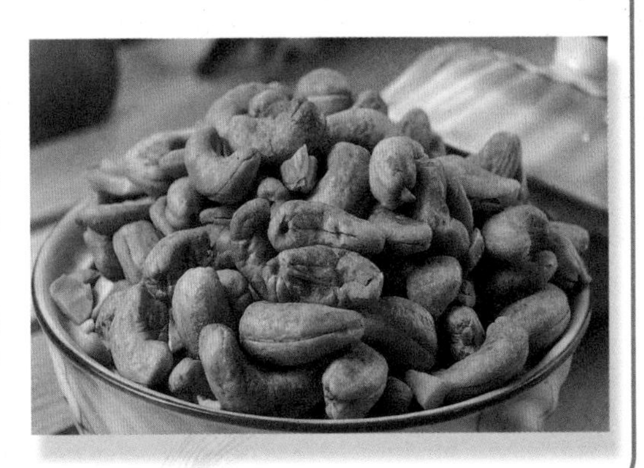

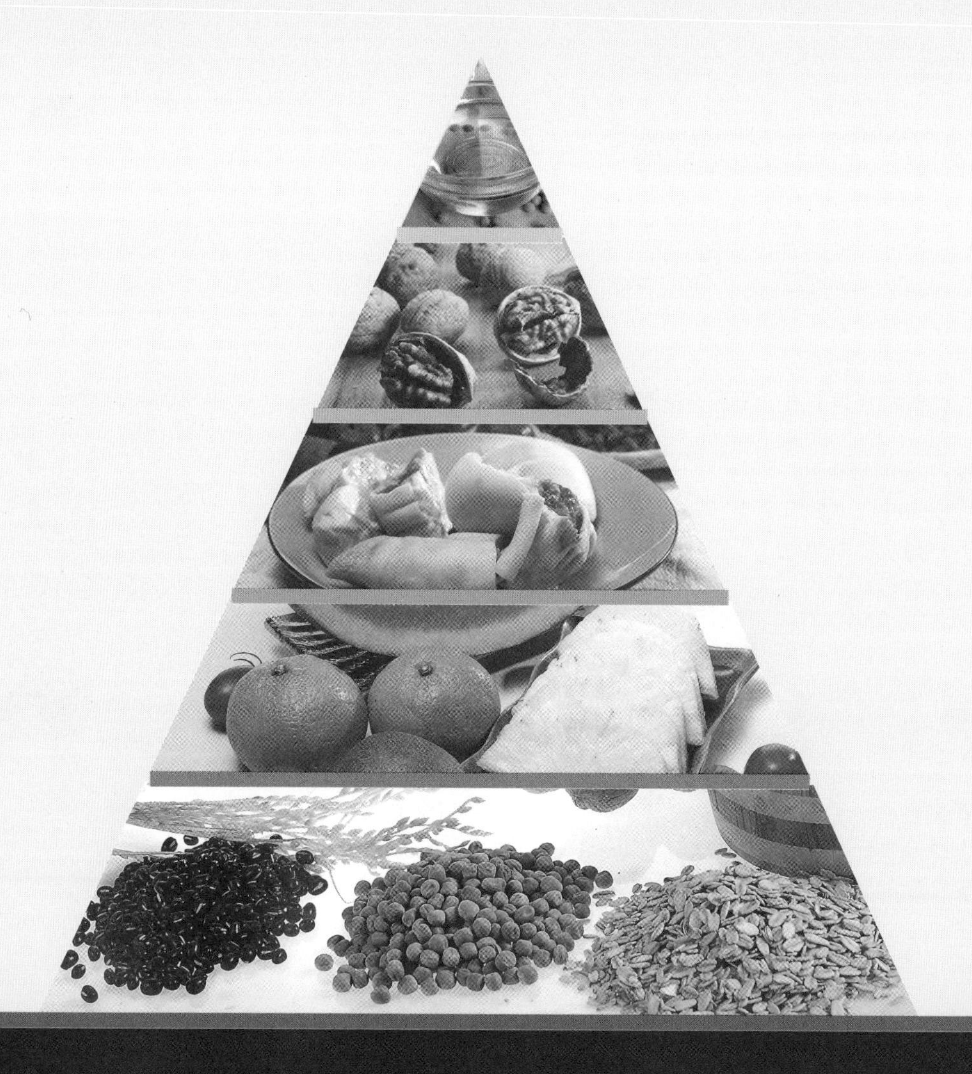

第六章　膳食宝塔塔尖
——油脂类和盐

油脂的主要生理功能是贮存和供应热能，在代谢中可以提供的能量比糖类和蛋白质约高一倍。油脂能增加食物的风味，增进食欲，保证肌体的正常生理功能。但摄入过量脂肪，可能引起肥胖、高血脂、高血压，也可能会诱发乳腺癌、肠癌等恶性肿瘤。因此在饮食中要注意控制油脂的摄入量。食盐，又称餐桌盐，是人类生存最重要的必需品之一，也是烹饪中最常用的调味料。但是食盐摄入过多会引起高血压、水肿等多种疾病。世界卫生组织建议，每人每日食用量不超过6克为宜。

◎橄榄油　◎大豆油　◎菜子油　◎葵花子油
◎花生油　◎玉米油　◎香油　◎盐

营养成分与药用功效

1.现代医学证明，橄榄油能防止动脉硬化以及动脉硬化并发症、高血压、心脏病、脑出血。
2.橄榄油能提高胃、脾、肠、肝和胆管的功能，能促进肌体的新陈代谢。
3.橄榄油中的脂肪酸为单不饱和脂肪酸，其含有的微量元素，能防止某些癌变并具有防辐射作用，被用来制作宇航员的食品。
4.橄榄油含有维生素E，能保护皮肤，尤其能防止皮肤损伤和衰老，使皮肤具有光泽。

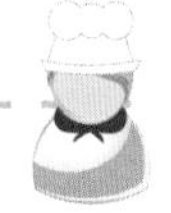

适合人群

1.一般人皆可食用。
2.患有菌痢、急性肠胃炎、腹泻、胃肠功能紊乱者不宜多食。

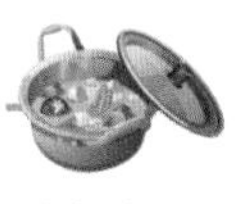

做法指导

1.直接作为冷餐油使用会使菜肴的特点发挥到极致。在新鲜的蔬菜色拉上或者炸好的牛排上淋少许橄榄油，会使食物的口感更为丰富，滋味美妙。
2.橄榄油是比较好的腌制原料，很容易渗进食物里面，并将腌料的味道带进去。
3.将橄榄油涂抹在面包或者甜点上烘焙，味道香浓。

橄榄油

橄榄油是由新鲜的油橄榄果实直接冷榨而成，不经加热和化学处理，保留了天然营养成分。橄榄油颜色呈黄绿色，气味清香，是地中海沿岸各国人民的传统食用油。橄榄油营养成分丰富、医疗保健功能突出，被公认为绿色保健食用油，素有”液体黄金”的美誉。

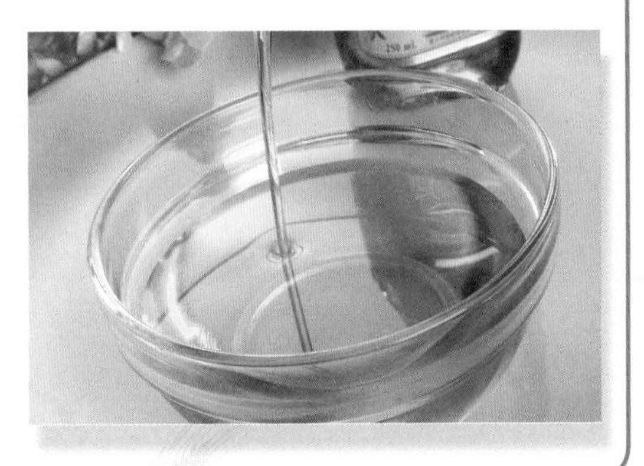

花生油

花生油淡黄透明，色泽清亮，气味芬芳，滋味可口。花生油中富含单不饱和脂肪酸和多不饱和脂肪酸，在增加食品美味的同时给人体提供营养，是构成人体内多种组织成分的重要原料。花生油是我国主要的食用植物油之一，可用于炒、煎、炸各种菜肴和食品。

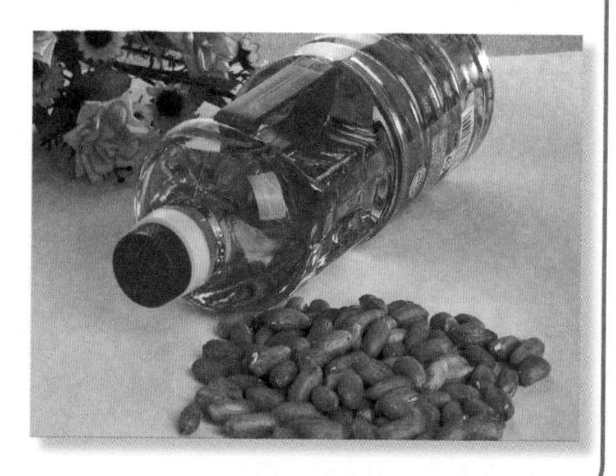

营养成分与药用功效

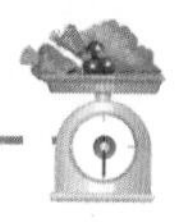

1.花生油含锌量高于色拉油、胡麻油、葵花子油、茶油，食用花生油特别适宜补锌。

2.花生油中含有多种抗衰老成分，是中老年人理想的食用油之一，可改善人脑的记忆力，有延缓脑功能衰老的作用。

3.花生油具有健脾润肺、解积食、驱虫的功效。

4.营养学家在花生油中发现了有益于心脑血管的保健成分；白藜芦醇、单不饱和脂肪酸和β–谷固醇，这几种物质可预防肿瘤发生，也可降低血小板凝集、防治动脉硬化及心脑血管疾病。

适合人群

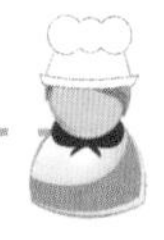

一般人皆可食用，特别适宜中老年人。

做法指导

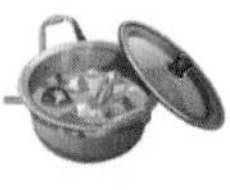

1.花生油不宜过量食用，否则对心脑血管会有一定影响，而且容易发胖。

2.花生油耐高温，除炒菜外适宜煎炸食物。

3.用花生油炒菜，在油烧热后，先放盐，在油中爆约30秒，可除去花生油中可能存在的黄曲霉毒素。

4.煮粥时，往锅里滴几滴花生油，并使用文火，粥就不会有沫子外溢了。

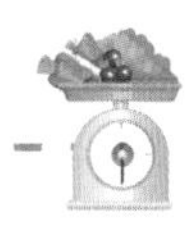

营养成分与药用功效

1.大豆油含有丰富的亚油酸等不饱和脂肪酸，具有降低血脂和血胆固醇的作用，在一定程度上可以预防心血管疾病。
2.大豆油不含致癌物质黄曲霉毒素，对肌体有保护作用。
3.大豆油中的类磷脂，有益于神经、血管、大脑的发育生长，但是豆油食用过多对心脑血管会有一定影响，而且容易发胖。

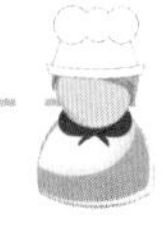

适合人群

一般人皆可食用。

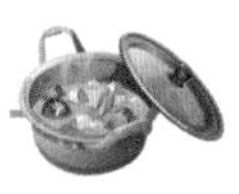

做法指导

1.大豆油含磷脂较多，用鱼肉或肉骨头熬汤时，加入适量豆油可熬出浓厚的白汤，非常诱人。但大豆油的大豆味较浓，往往会影响汤的味道，如果在大豆油加热后投入葱花或花椒，可有效地除去油中的豆腥味，但汤的颜色也会因此而变深。
2.大豆油有一定的保质期，放置时间太久的油不要食用。
3.应避免经高温加热后的油反复使用。

大豆油

大豆油是最常用的烹调油之一。大豆油是从大豆中压榨出来的，有冷压豆油和热压豆油两种。冷压豆油的颜色较浅，生豆味淡；热压豆油由于原料经高温处理，出油率高，但颜色较深，并带有较浓的生豆气味。

按加工程序的不同可分为粗豆油、过滤豆油和精制豆油。豆油较其他油脂营养价值高。

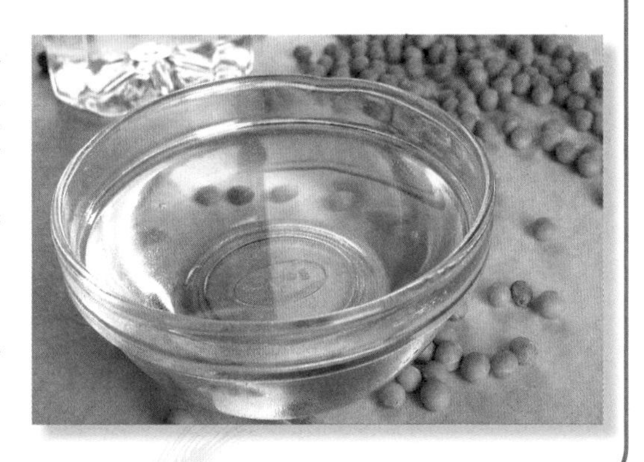

玉米油

玉米油又叫粟米油、玉米胚芽油，色泽金黄透明，清香扑鼻，营养丰富，不易变质。

玉米油以玉米胚芽为原料，经过脱酸、脱胶、脱臭、脱色、脱蜡等工艺后制成，含有维生素E，具有较强的抗氧化作用。在欧美国家，玉米油被作为一种高级食用油而广泛食用，享有“健康油”、“长寿油”等美称。

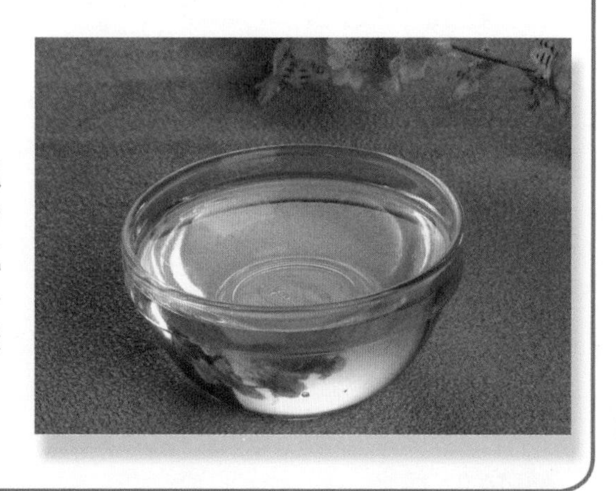

营养成分与药用功效

1.玉米油中亚油酸含量高，高血压、高血脂、糖尿病、肥胖症、冠心病等患者长期食用有益。
2.玉米油中的不饱和脂肪酸含量高达80%～85%，不含胆固醇。
3.玉米油中所含的天然复合维生素E，对心脏疾病、血栓性静脉炎、生殖机能障碍、营养性脑软化症均有明显的疗效和预防作用。

适合人群

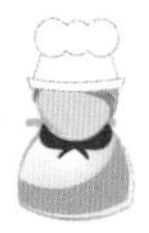

1.一般人皆可食用。
2.特别适宜中老年人和儿童食用。

做法指导

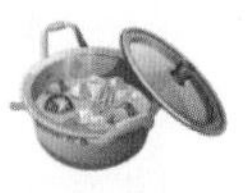

1.玉米油特别适宜快速烹炒和煎炸食品。在高温煎炸时，具有相当的稳定性，炸出的食品香脆可口，烹制的菜肴能保持原有的色香味。
2.用玉米油拌凉菜香味宜人。
3.玉米油烹调中油烟少、口味清淡，做出来的菜清爽可口，无油腻感。

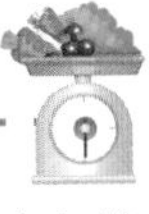

营养成分与药用功效

1.人体对菜子油的吸收率很高，可达99%；菜子油所含的亚油酸等不饱和脂肪酸和维生素E等营养成分能很好地被人体吸收，具有一定的软化血管、延缓衰老的功效。
2.由于榨油的原料是植物的种实，一般会含有一定的种子磷脂，对血管、神经、人脑的发育十分重要。
3.《食物本草》中说菜子油“敷头，令发长黑。行滞血，破冷气，消肿散结。治产难、产后心腹诸疾，赤丹热肿，金疮血痔”。

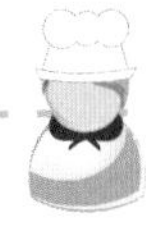

适合人群

1.一般人皆可食用。
2.冠心病、高血压患者应少食。

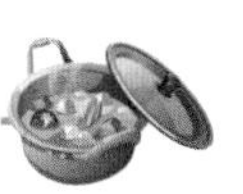

做法指导

1.菜子油有一些“青气味”，所以不适合直接用于凉拌菜。
2.高温加热后的油应避免反复使用。
3.菜子油中缺少亚麻酸等人体所必需的脂肪酸，且构成也不平衡，营养价值略低于一般植物油，最好与富含亚麻酸的优良食用油配合食用，这样其营养价值将得到提高。

菜子油

菜子油，别名菜油、油菜子油、芸苔油、香菜油，是以十字花科植物芸苔（即油菜）的种子榨制所得的透明或半透明状的液体。主产于长江流域及西南、西北等地，产量居世界首位。菜子油颜色金黄或棕黄，有一定的刺激气味，这是其中含有一定量的芥子苷所致，但特优品种的油菜子则不含这种物质。

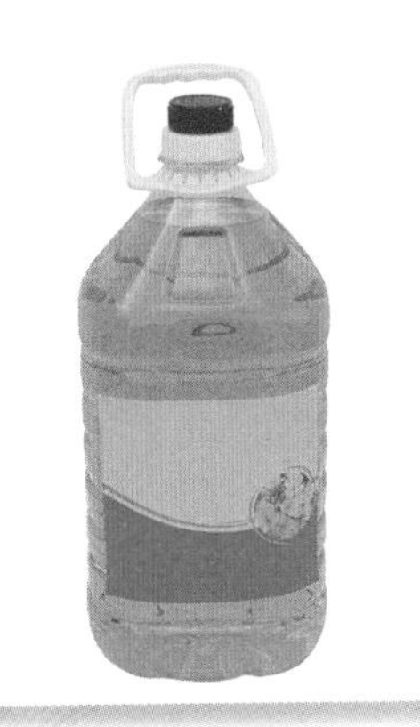

香油

香油是小磨香油和机制香油的统称，亦即具有浓郁香味的芝麻油。在加工过程中，芝麻中的特有成分经高温炒制后，生成具有特殊香味的物质，使芝麻油具有独特的香味，有别于其他各种食用油，故称香油。

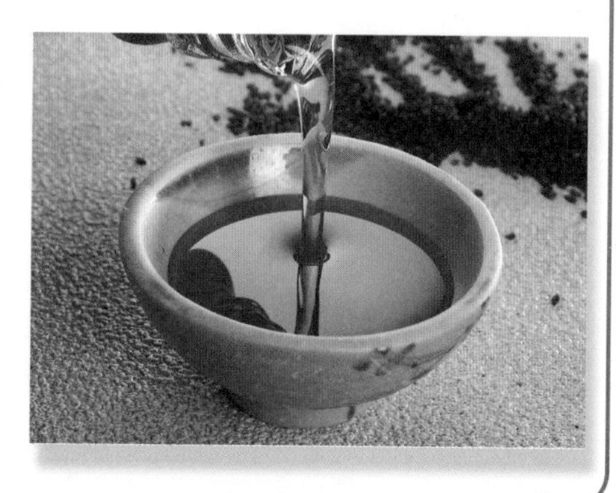

营养成分与药用功效

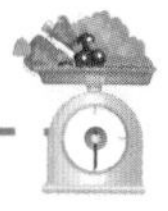

1.延缓衰老：香油中含丰富的维生素E，具有促进细胞分裂和延缓衰老的功能；香油中所含的卵磷脂是益寿延年、抗衰老的上佳成分，是中老年人最好的冬令补品。
2.保护血管：香油中含有40%左右的亚麻酸等不饱和脂肪酸，容易被人体分解吸收和利用，促进胆固醇的代谢，并有助于消除动脉血管壁上的沉积物。
3.香油有利于食物的消化吸收，有延缓衰老、保护血管、润肠通便、减轻烟酒毒害、保护嗓子的功效。
4.对口腔溃疡、牙周炎、牙龈出血、咽喉发炎均有很好的辅助治疗作用。

适合人群

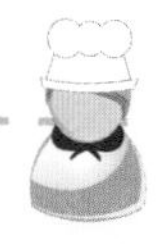

一般人皆可食用。

做法指导

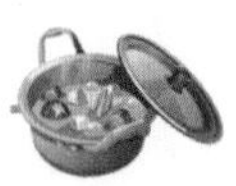

1.烹饪时不可将芝麻油高温加热，一般用于拌凉菜时，或是在热菜起锅之前淋入。
2.小儿头部磕伤出现血肿时，涂适量香油可起到止痛消肿的作用。

营养成分与药用功效

1.葵花子油富含有益于人体健康的营养物质，不含黄曲霉毒素，被誉为“保健佳品”、“高级营养油”、“健康油”等。
2.葵花子油中的亚油酸含量高，在体内可以增加前列腺素E的合成而抑制血小板在血管壁上的附着，从而减少了形成血栓的机会。
3.葵花子油还含磷脂等，不含胆固醇，能有效地预防高脂血症和高胆固醇症。

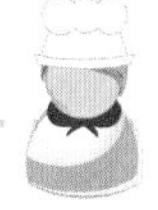

适合人群

1.一般人皆可食用。
2.尤其适宜高血压病患者和中老年人食用。

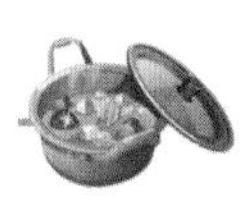

做法指导

1.葵花子油可炒、可拌，口味清新不油腻。
2.葵花子油含有较多的不饱和脂肪酸，容易酸败变质，购买时一定要选刚出厂不久的。
3.葵花子油不宜用塑料桶长期存放。

葵花子油

葵花子油是从葵花子中提取的，油色金黄透亮，有清香味，是欧洲人的主要食用油。精炼后的葵花子油含油酸15%左右，亚麻酸70%左右，温暖地区生产的葵花子油含油酸65%左右，亚麻酸20%左右，是名副其实的高级营养油。

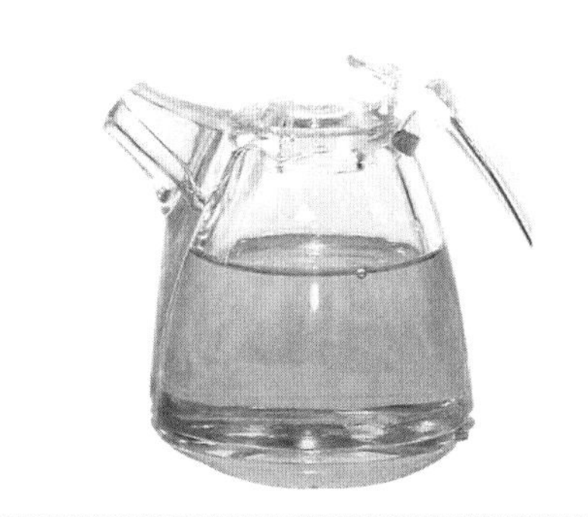

盐

盐是人们日常生活中不可缺少的食品之一，同时也是咸味的载体，是调味品中用得最广泛的，号称“百味之祖”。菜肴加盐不仅增加滋味，还能促进胃消化液的分泌，增进食欲。

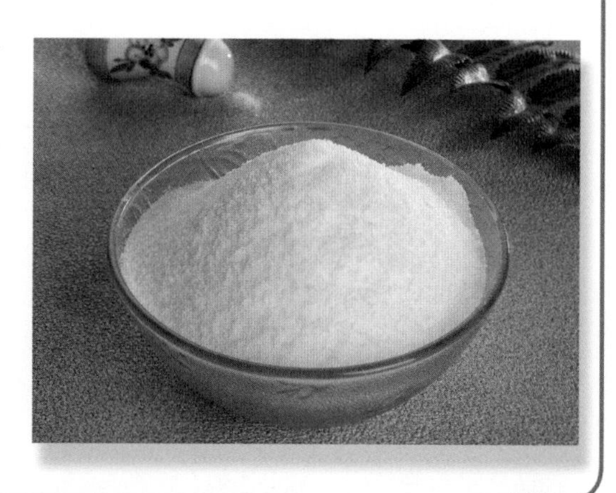

营养成分与药用功效

1.盐有补心润燥、泻热通便、解毒引吐、滋阴凉血、消肿止痛、止痒之功效。
2.盐能辅治食停上脘、心腹胀痛、胸中痰癖、二便不通、齿龈出血、喉痛、牙痛、目翳、疮疡、毒虫蜇伤等症。
3.食盐调味，能解腻提鲜，祛除腥膻之味，使食物保持原料的本味。
4.盐水有杀菌、保鲜防腐作用；用来清洗创伤可以防止感染。
5.盐撒在食物上可以短期保鲜，用来腌制食物还能防止变质，比如腌肉等等。
6.用盐调水能清除皮肤表面的角质和污垢，使皮肤呈现出一种鲜嫩、透明的靓丽之感，可以促进全身皮肤的新陈代谢，防治某些皮肤病，起到较好的自我保健作用。

适合人群

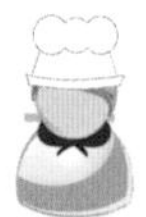

1.一般人皆可食用。
2.高血压、肾病、白内障患者及儿童不宜多食，水肿者忌食。

做法指导

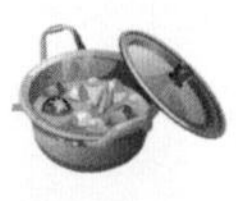

1.烹调前加盐：即在原料加热前加盐，目的是使原料有一个基本咸味，并有收缩，在使用炸、爆、滑熘、滑炒等烹调方法时，都可结合上浆、挂糊加入一些盐，因为这类烹调方法的主料被包裹在一层浆糊中，味不得入，所以必须在烹调前加盐。
2.有些菜在烹调过程中无法加盐，如荷叶粉蒸肉等，必须在蒸前加盐；烧鱼时为使鱼肉不碎，要先用盐或酱油擦一下。但这种加盐法用盐要少，距离烹调时间要短。